VIVRE AVEC LE VIH-SIDA EN AFRIQUE

5-7, rue de l'École-Polytechnique, 75005 Paris

http://www.editions-harmattan.fr

ISBN : 978-2-343-16593-6
EAN : 9782343165936

Basile Ekanga

VIVRE AVEC LE VIH-SIDA EN AFRIQUE

État des lieux, responsabilités et problèmes éthiques

L'Harmattan

Du même auteur :

- *Der Einfluss der Fruchtbarkeit in der afrikanischen Familie: Überlegung zu einer verantwortbaren Gestaltung der Ehe in Afrika, dargestellt am Beispiel der Tetela (Zaïre*), Shaker Verlag, Herzogenrath, 1997.

- *Social Justice and Democracy: The Relevance of Rawls's Conception of Justice in Africa*, Peter Lang, Berne, Bruxelles, Franckfort, New York, 2005.

- *L'interruption volontaire de la grossesse, suivie du problème de stérilisation*, iUniverse, Bloomington, USA, 2013.

- *Les fondements éthiques de la bioéthique*, iUniverse, Bloomington, 2013.

- *À propos du suicide assisté et de l'euthanasie aujourd'hui*, iUniverse, Bloomington, 2013.

- *Jusqu'où peut-on aller avec le génie génétique ? La morale à l'heure de la génétique*, Édilivre-Aparis, Paris, 2017.

À tous ceux qui sont atteints par le virus du sida

« La vertu refuse la facilité pour compagne…

Elle demande un chemin âpre et épineux. »

Michel de Montaigne

Introduction générale

On peut dire aujourd'hui que le VIH-sida est la plus dévastatrice des épidémies de notre plus récente histoire. Il faut se rappeler que l'épidémie de grippe que l'on a connue après la Première Guerre mondiale avait entraîné la mort de plus de 100 millions de personnes entre 1918 et 1919[1]. Dans les années 2 000, plus de 58 millions de personnes furent atteintes de l'infection du VIH-sida, et 22 millions furent emportés par la maladie. Actuellement, le nombre de ceux qui vivent avec le VIH-sida est passé à trente-sept millions d'individus[2].

Le sida ou syndrome d'immunodéficience acquise a été déterminé pour la première fois au cours de l'été 1981. Il fut détecté et découvert comme une maladie des homosexuels et des personnes ayant des pratiques sexuelles avec les deux sexes à San Francisco et à New York aux États-Unis. Et en 1983, on découvrit le virus qui pouvait donner la maladie. À l'origine, le virus avait pris plusieurs noms avant que l'on appliquât un nom à ce que nous connaissons aujourd'hui comme « sida ».

---

[1] Cf. KOLATA, G., *Influenza*, Simon & Schuster, New York, 2000; cité par WHITESIDE, A., *Poverty and HIV/AIDS in Africa*, in: *Third World Quarterly* 23, 2 (2002): 313-332, ici à la page 313.
[2] Cf. UNAIDS, *Report on the Global AIDS epidemic 2015*, In: UNAIDS, Geneva, 2015.

Le sida est une maladie sexuellement transmise, surtout en Afrique, et l'on manque à l'heure actuelle de moyens nécessaires et efficaces auxquels on devrait recourir pour la prévention et pour sa guérison, malgré des avancées significatives sur la stabilisation de la maladie. Bien que le VIH-sida soit considéré aujourd'hui comme une maladie chronique, qui paralyse sa transmission, on est arrivé à atteindre une diminution de la mortalité et de la morbidité et même à améliorer la qualité de vie des personnes infectées. Il reste toutefois un grand défi à relever pour l'humanité.

Le continent africain, qui a porté un lourd fardeau en nombre de personnes vivant avec le VIH-sida, a été sérieusement touché par l'épidémie, et a perdu des générations entières à cause d'une épidémie qui moissonne non seulement des vies humaines, mais ravage également les ressources limitées de son système de santé qui est jusqu'à aujourd'hui incapable de prendre en charge les effets du VIH et du sida. En 1999, le VIH-sida était devenu la première cause de décès en Afrique subsaharienne. En 2005, soit six ans plus tard, plus de treize millions d'Africains étaient morts du VIH-sida, et plus de deux millions meurent chaque année de la maladie, soit quatre personnes chaque minute[3]. Aujourd'hui, quelque trente ans plus tard, la tristesse et la peur que l'on ressentait durant les premiers jours de l'épidémie ont fait place à une lueur d'espoir dans le fait que la partie mauvaise de l'épidémie était déjà derrière nous et

[3] Cf. MULDER, D.W. *et alii*, *MRC/ODA/UVRI Programme: Annual Report 1993*, Entebbe, 1994, p. 4 ; UNAIDS, *The UNAIDS Report*, Geneva, 1999, p. 17 ; UNAIDS, *AIDS in Africa: three scenario to 2025*, Geneva, 2005, p. 28, http://www.unaids.org/unaids_resources/HomePage/images (visité le 7 mars 2005) ; UNAIDS, *Report on the global AIDS epidemic 2004*, Geneva, 2004, p. 30 ; cité par ILIFFE, J., *The African AIDS Epidemic. A History*, Ohio University Press/James Curry/Double Storey, Athens/Oxford/Cape Town, 2006, p. 113.

qu'il fallait envisager l'avenir avec optimisme pour l'éradication de cette maladie dans un avenir proche. Il faut dire que l'application des traitements hautement efficaces des antirétroviraux dans le milieu des années 1990 a été un grand changement important dans l'état des choses, surtout pour le bien-être des personnes infectées. Il faut ajouter à cela également le fait du rôle joué par une large gamme de différentes variétés de prévention et des stratégies développées pour faire face à l'épidémie en vue de limiter l'impact de la contamination du virus.

Les cellules du système immunitaire, plus exactement les CD4, sont victimes d'une agression du virus de l'immunodéficience humaine (VIH). Celui-ci détruit de manière excessive et successive certaines cellules qui organisent les défenses de l'organisme contre les attaques des microbes. Quand le VIH n'est pas soumis à un traitement médical, il gagne de plus en plus du terrain ; et plus il se multiplie, plus le système immunitaire dégénère. Beaucoup de personnes qui sont atteintes d'une infection du VIH affichent une bonne santé durant une période de plusieurs années avant que l'on constate l'apparition des premiers symptômes. C'est pour cette raison qu'il est parfois difficile à certaines personnes qui sont atteintes d'une infection du virus de déterminer avec précision le moment exact de leur infection. La période sida, c'est-à-dire la période de l'apparition de la maladie, va commencer au moment où le système immunitaire de la personne contaminée est pratiquement tout à fait effondré. À cause de la faiblesse de leur système immunitaire au moment de la phase sida, les individus infectés du virus seront plus exposés au danger d'être contaminés par des maladies que l'on appelle communément des *maladies opportunistes graves*, qui sont difficiles à combattre. Ces maladies ne sont pas en général graves pour les personnes en bonne santé, mais à cause de l'affaiblissement du système immunitaire, elles s'avèrent mortelles. Aujourd'hui, avec l'aide de l'amélioration du rendement des médicaments anti-VIH (antirétroviraux), peu de personnes infectées franchissent le stade sida, celui de la maladie ; et des individus qui, malgré tout, s'y retrouvent, la réaction de l'organisme face aux médicaments anti-VIH débouche sur la possibilité de remettre le système immunitaire en état de bien fonctionner, et de ce fait, de s'en sortir. Les antirétroviraux que l'on utilise pour soigner les individus atteints de l'infection sont sous forme de multithérapies dans le but de combattre le virus sous un certain nombre d'aspects. Et ainsi, ces médicaments exercent une action directe sur l'organisme.

Le VIH-sida n'est pas simplement une maladie incurable et infectieuse, il révèle également des fractures qui séparent les diverses sociétés, en créant des divisions entre les pays riches et les pays pauvres, entre les femmes et les hommes, les étrangers et les autochtones ; ce qui fait ressortir les différences et les inégalités culturelles du bien-être de l'homme. Le VIH-sida n'est pas uniquement une pandémie qui se propage à l'aide d'un virus, il révèle aussi une pandémie des empreintes, de discrimination et d'exclusion. À la différence des anciens fléaux comme la peste, le VIH-sida ne provoque pas uniquement une contagion pour ceux qui sont « coupables », il rejette pareillement la responsabilité sur les modes de transmission, ainsi que sur la responsabilité personnelle, collective et communautaire.

Pouvons-nous trouver un cadre de raisonnement éthique dans ce travail sur le VIH-sida ? Ce dernier est la conséquence d'un comportement individuel. L'éthique individuelle et personnelle aborde les dimensions qui mettent l'accent sur les actions, les convictions, les valeurs et les droits respectifs des obligations des individus comme des agents moraux. Mais ici, il ne s'agit pas uniquement de l'individu. Ce dernier vit dans une société où il se retrouve avec les autres individus qui sont comme lui. L'éthique sociale ou institutionnelle aborde les dimensions qui se concentrent sur les milieux sociaux et les valeurs sociales qui jouent le rôle qui consiste à contraindre et à permettre des relations humaines, les normes sociales et culturelles, les structures sociales et politiques, et des contraintes morales qui obligent les gens à faire des actions individuelles, imposer des contraintes sur les institutions politiques, professionnelles, et/ou civiles permettant de faire des actions collectives et des pratiques sociales et des problèmes de justice sociale et politique.

On peut ainsi distinguer deux sphères éthiques de réflexion : une sphère évaluative qui est téléologique ; et une sphère normative qui est déontologique. La sphère téléologique reflète, articule et interprète les choix personnels et le plan de vie, et ainsi, on contribue à l'élaboration des compétences et d'une éducation voulue pour permettre à l'individu de faire des choix raisonnables à partir de sa façon de voir les choses, ses désirs, ses intérêts, et ses convictions morales. L'individu doit arriver à analyser les informations, en considérant les risques d'infection et le poids élevé de la maladie. Au niveau social, c'est la vision du bien commun, les valeurs de la communauté, les normes sociales et la valeur de la solidarité qui priment.

Au niveau de la sphère normative, il est question des droits de l'homme, des obligations et du respect strict des libertés des autres et des efforts à fournir pour améliorer la qualité de vie. Quelle assistance faut-il accorder à l'individu pour qu'il puisse mener une vie décente ? Au niveau social, il est question de la justice liée à la politique et aux stratégies internationales des soins de santé globale.

Beaucoup de problèmes éthiques ont surgi avec le VIH-sida. Beaucoup de ces problèmes sont devenus très familiers parmi les éthiciens (moralistes)[4]. Il s'agit principalement des situations où l'on est obligé de prendre une ou des décisions entre des biens en concurrence, en montrant comment les principes éthiques peuvent s'appliquer dans ces situations. Parmi ces problèmes, nous avons le lien contradictoire qui existe entre la santé publique et les libertés individuelles. Il s'agit des problèmes auxquels la société se trouve confrontée dans le dessein évident de se protéger contre la maladie en mettant en même temps en balance les droits individuels qui comprennent la liberté de mouvement, la vie privée et l'accès aux biens et des moyens disponibles. Il existe cette confrontation classique des devoirs et des droits. D'un côté, le droit ordinaire du patient à avoir une vie privée et sa confidentialité. De l'autre, le droit du médecin de respecter la confidentialité et son droit de protéger ceux qui n'entrent pas directement dans la relation médecin-patient, mais peuvent être infectés par le patient. De manière tragique, certains aspects de protection de la vie privée de ceux qui sont atteints par le VIH-sida peuvent avoir des répercussions malheureuses pour ceux et celles qui veulent éviter la contagion.

Nous avons les problèmes qui sont liés à l'amenuisement des ressources. Ce sont des situations où l'on ne dispose pas assez de ressources, comme l'argent, le logement, ou l'accès aux soins de santé pour procurer ce qu'il faut à tous ceux qui en ont besoin. Il faudra ici prendre des décisions en balançant les demandes d'un individu ou d'un groupe face aux ressources limitées de la communauté, contre les demandes d'un autre individu ou d'un autre groupe qui font aussi face aux mêmes

---

[4] Cf. KELLY, K., *Aids and Ethics. An Overview*, in: *General Hospital Psychiatry* 9 (1987): 331-340.

ressources limitées. Le sida a suscité des problèmes extrêmement difficiles concernant les ressources limitées ou le droit aux soins de santé occasionnant un besoin d'argent. On sait bien le coût économique du sida généré par le traitement, les services sociaux, les recherches, l'éducation et la prévention. Faut-il diminuer le budget de la défense au profit des soins de santé ? Faudra-t-il allouer des fonds conséquents pour le sida à la place d'autres maladies endémiques comme le paludisme ou la tuberculose ?

Comme les ressources sont limitées, faudra-t-il continuer à donner des soins à ces malades dont on sait pertinemment l'issue ? Faut-il ici parler de compassion pour que les membres de famille s'acharnent à donner tout ce qu'ils possèdent en vue de sauver un individu dont la mort n'est plus qu'une question de jours ou d'heures ?

Nous trouvons également des problèmes dans la communication de la maladie. Est-ce que le médecin est tenu de dire toute la vérité au malade, tout en sachant que cette information pourra lui porter préjudice ?

La confidentialité suscite pas mal de problèmes éthiques. Cela implique de balancer le droit du patient à la vie privée et aux intérêts d'une tierce personne. Que faire lorsqu'en cas de séro-positivité, le (la) patient(e) refuse d'informer son statut à son partenaire ?

Apparentés à la confidentialité, nous avons des problèmes concernant la discrimination. On pense ici à des enfants séropositifs à qui on interdit tout accès à l'école publique.

Faut-il utiliser des fonds publics pour soigner des gens qui sont immoraux ? Il s'agit particulièrement des prostituées et de ceux qui utilisent la drogue. Faut-il utiliser les préservatifs et mettre des seringues à leur disposition ?

Toutes ces théories éthiques peuvent-elles nous aider à combattre comme il faut l'épidémie du sida ? Il est rare que les bioéthiciens donnent des réponses adéquates lorsqu'il s'agit des dilemmes moraux. Il est également rare qu'un philosophe s'introduise dans un débat avec au bout une solution toute faite. De toutes les façons, la bioéthique reste utile et peut nous donner des pistes pour résoudre des problèmes actuels de notre époque. Il est vrai que nous avons à notre disposition des concepts et des principes moraux qui nous aident à prendre position sur les différents problèmes comme la nécessité d'un test obligatoire pour tous, la répartition des ressources limitées de la société face au sida et la confidentialité. Nous disposons également des moyens pour nous engager dans des discussions rationnelles prolongées concernant le mérite des arguments contradictoires sur la morale d'une telle ou telle politique de prévention.

Ce qui est important dans le présent discours, c'est de mettre l'accent sur l'engagement que doivent avoir les professionnels de santé de faire tout ce qui est à leur disposition pour mettre en œuvre les décisions prises. C'est le courage de s'engager dans des discussions dépersonnalisées et très élaborées sur des sujets moraux très complexes touchant l'épidémie du sida sans toutefois mettre en avant ses propres convictions, ses désirs ardents et ses préjugés. Il faut aussi savoir que les réponses éthiques restent dynamiques et qu'elles sont sujettes au changement dans la mesure où le contexte social et médical change également.

Le présent travail a pour objectif de faire état du *syndrome immunodéficience acquise* (sida) depuis son apparition jusqu'à aujourd'hui et d'évaluer ses conséquences dans la vie morale. Cette approche nous permet de comprendre les responsabilités des acteurs de la société, depuis ceux qui sont atteints par le virus jusqu'à ceux qui sont encore en bonne santé. Même si les différences de politique de santé sont évidentes entre les pays, surtout entre les pays dits développés et sous-développés, nous nous concentrerons davantage sur la situation de l'épidémie dans les pays africains. Nous n'appartenons pas aux professionnels de la santé. Notre réflexion met l'accent sur la responsabilité humaine à se prendre en charge face à la maladie. Le terme « responsabilité » provient du latin *respondere* qui veut dire répondre, se porter garant. Nous pouvons dire qu'être responsable, c'est finalement être conscient et volontaire de s'engager à faire une action sans contrainte tout en acceptant les conséquences. La responsabilité dérive des valeurs propres de chacun et de la conscience que l'on a de ses propres capacités. Ce qui veut dire, en substance, qu'être responsable c'est avoir des aptitudes nécessaires à faire le discernement. On est ainsi responsable de ce que l'on fait et de ce que l'on ne fait pas.

Nous commencerons par dire un mot sur ce qu'est ce virus et comment il opère dans l'organisme jusqu'à l'étape de la maladie. Ce virus est en fait un rétrovirus, c'est-à-dire un virus dont la multiplication, à la différence des autres virus qui utilisent leur ADN pour se multiplier, est basée sur la transcription de l'ARN viral du génome en molécule d'ADN complémentaire capable de s'intégrer à l'ADN de la cellule hôte. Lorsque le virus aura attaqué la défense immunitaire, alors l'individu infecté est la proie de n'importe quelle maladie capable de le conduire à la mort.

Le sida est une maladie mortelle. Elle se transmet de plusieurs manières, par le sang essentiellement, et par des relations intimes. En Afrique toutefois, la transmission se fait par les relations intimes. Ce qui fait que le sida est classé pour la plupart des Africains parmi les maladies de la honte. L'on comprendra aisément le silence qui entoure cette maladie et pourquoi ceux qui sont atteints gardent le silence pour éviter la stigmatisation de leur conduite. La vie intime et sociale des patients est constamment envahie par des préjugés négatifs, des notions de honte, de culpabilité et de rejet.

Nous essayerons de comprendre pourquoi l'Afrique est le continent le plus touché par la maladie et pourquoi les femmes dans ce continent paient le plus lourd tribut à cette pandémie.

Le sida, comme maladie, entraîne derrière elle un coût économique conséquent dans certaines parties de l'Afrique. On constate déjà une diminution sensible de l'espérance de vie et de la croissance économique.

Nous consacrerons une partie importante de ce travail à examiner ce qu'il faudrait faire pour la prévention et des mesures adéquates à prendre pour combattre la maladie. Les politiques de prévention se mobilisent activement pour réagir face aux difficultés de la recrudescence de contaminations par le VIH-sida. Le mérite de la prévention réside dans sa capacité à réduire le risque posé par la maladie.

Face à la maladie, un individu prend certaines attitudes pour contrecarrer, prévenir ou vivre avec la maladie. C'est ce que nous aborderons lorsque nous parlerons des problèmes éthiques, dans la mesure où l'éthique est à l'origine de la pratique et source de questionnements fondamentaux. Nous ferons appel aux théories utilitaristes, déontologiques, l'éthique de la vertu et des soins.

Lorsqu'une maladie devient pandémique et donne l'impression de s'installer durement, on cherche à comprendre le pourquoi. C'est pour cette raison que beaucoup de personnes parlent du sida comme étant une punition de Dieu, à cause du comportement de l'homme. Nous allons nous demander si Dieu qui est tout-puissant et qui a créé l'homme à son image pouvait bien le châtier de cette manière. Que voudrait alors dire la bonté de Dieu lorsque l'homme se retrouve dans la détresse et la maladie ?

Une conclusion générale se trouve à la fin de ce travail. Elle met en exergue les trouvailles de nos recherches tout en ouvrant des nouvelles perspectives pour l'avenir. Le VIH-sida n'est pas une fatalité. Il est, certes, une maladie, mais cette maladie se transmet par des moyens que l'on peut arriver à contrôler.

Remerciements

Nous voudrions remercier tous ceux qui nous ont aidés à réaliser ce travail. La majeure partie de notre bibliographie provient de la bibliothèque de bioéthique de l'université de Georgetown de Washington (Bioethics Research Library). Un grand merci à Martina Darragh, MLS, Deputy Director Reference, et à Roxie France-Nurriddin, Reference and Program Specialist, qui nous ont grandement aidés à mettre à notre disposition des livres et des revues, et surtout une place confortable et aménagée pour les recherches. Merci également à Veerle Weltens, responsable du Centre de documentation du Comité consultatif de Bioéthique de Belgique, qui nous avait permis d'utiliser leur bibliothèque de Bruxelles. Paul Okamba et Adolphe Bonyanga ont lu attentivement le texte et suggéré certaines corrections. Qu'ils trouvent ici toute notre gratitude. Nous ne saurions oublier de remercier tous ceux qui, dans l'ombre ou ouvertement, nous ont poussés à aller jusqu'au bout de nos recherches.

Lasne, ce 15 juin 2019.

CHAPITRE I

Syndrome d'immunodéficience acquise

Celui qui est touché par le sida se trouve à un stade avancé de l'infection par le virus de l'immunodéficience humaine. Le virus est un agent ultra-filtrable et invisible en microscopie électronique. Il est un microbe. Celui-ci désigne tous les êtres vivants que l'on ne peut voir qu'à l'aide d'un microscope, et qui provoquent des maladies. Le terme « microbe » lui-même mélange des micro-organismes différents comme les bactéries, les virus, les protozoaires, les algues unicellulaires, les champignons, etc. Les bactéries sont des microbes qui sont constitués d'une unique cellule entourée d'une paroi et privée de noyau. Elles sont à l'origine des maladies graves comme la peste, le choléra, la tuberculose. Les antibiotiques rendent impossible la multiplication des bactéries.

On trouve pour le moment environ deux cents espèces de virus qui sont pathogènes chez l'homme. Parmi ceux qui présentent une gravité manifeste, on peut citer l'encéphalite, l'hépatite, la fièvre hémorragique et le sida. La particularité du virus est qu'il se reproduit à partir de son matériel génétique et par réplication. C'est au sein de cellules vivantes qu'il se reproduit en détournant la machinerie cellulaire à son profit.

Dans ce premier chapitre, nous allons voir ce qu'est le virus du sida, ses particularités, comment il se transmet, et à quel moment on peut parler de la maladie du sida.

1. *Le virus*

Un virus est un micro-organisme invisible au microscope optique de l'ordre de 10 000 énièmes de millimètre ; et il est formé d'une part d'un programme génétique soutenu par une chaîne d'acide désoxyribonucléique (ADN) ou d'acide ribonucléique (ARN), et d'autre part d'une enveloppe de protéines que l'on nomme capside. Cette enveloppe va rendre le virus partiellement résistant à l'action des agents extérieurs et lui donner la possibilité de dispersion. Les virus ne peuvent vivre qu'à l'intérieur d'une cellule étrangère, une « cellule hôte ». Et c'est à l'intérieur de la cellule que les virus, après avoir pris le contrôle de la cellule, se reproduisent.

Le terme « sida » est un acronyme[5]. Le *s* désigne *syndrome* qui est la totalité des signes et des indices particuliers (symptômes) qui révèlent une maladie ; *i* et *d* pour *immunodéficience*. C'est la défaillance des mécanismes immunitaires qui sont des protections naturelles de l'organisme ; *a* pour *acquise*. La déficience des défenses de l'organisme n'est pas héréditaire, ni

[5] C'est en 1985 que l'on demanda à un sous-comité multinational sur les rétrovirus du Comité International sur la Taxonomie des virus de pouvoir résoudre la dispute qui existait alors entre les scientifiques, pour donner un nom qu'il fallait à la nouvelle découverte. En fait, aucun critère n'existait pour nommer les virus. La rougeole, par exemple, était nommée, d'après la maladie qu'elle occasionnait. Le virus de la mosaïque du tabac recevait son nom d'après leur animal ou plante hôte. Le virus du sarcome de Rous fut nommé d'après le nom de celui qui l'a découvert. Le comité décida de prendre un nom neutre, *Human Immunodeficiency Virus* (le virus de déficience immunologique humaine). Et on annonça le nom simultanément dans les revues scientifiques *Science* et *Lancet* en mai 1986.

innée, elle est obtenue par apprentissage, par habitude ou par rencontre fortuite durant la vie.

On dit du sida qu'il est un rétrovirus, c'est-à-dire un virus dont les informations génétiques se trouvent codées dans une molécule de l'acide ribonucléique (ARN) et non dans l'ADN. Pour que le mécanisme de duplication des molécules de l'ADN s'enclenche, il faut que l'ARN viral soit d'abord copié en ADN par le truchement d'une enzyme spécifique du virus que l'on appelle transcriptase inverse. C'est en fait une enzyme qui catalyse l'acide ribonucléique (ARN) à partir de l'acide désoxyribonucléique (ADN). Aussi longtemps que la cellule reste en vie, le virus du sida y restera en vie. Avec la possibilité de générer de l'ARN viral, le virus va s'attaquer aux lymphocytes T4 qui sont des cellules qui défendent l'organisme contre les attaques extérieures. Mais le virus peut rester longtemps endormi sans attaquer les cellules. On dit alors que le virus du sida appartient à la sous-famille des lentivirus, ou virus à action lente.

C'est en 1983 que Françoise Barré-Sinoussi de l'équipe du professeur Luc Montagnier va parvenir à isoler le virus de l'immunodéficience humaine ou VIH[6]. Trois ans auparavant, Robert Gallo parvenait à isoler et à caractériser le virus de la leucémie humaine à cellules T (HTLV-1, pour Human T-Cell Leukemia Virus). Ce virus est capable de conduire à une leucémie chez l'être humain[7]. Deux ans après la découverte du

---

[6] Cf. BARRE-SINOUSSI, F., *HIV Target Cells: Effect of their Infection by VIH on the Pathogenesis of AIDS*, in: *Lymphology* 21 (1988): 11-14; cité par CHIÈZE, F., *Aspects biomédicaux du sida en Afrique, in:* VALLIN, J. (éd.), *Populations africaines et sida*, Éditions La Découverte, Paris, 1994, p. 17-61, ici à la page 17.

[7] Cf. POIESZ, B.J., RUSCETTI, F.W., GAZDAR, A.F., BUNN, P.A., MINNA, J.D., GALLO, R.C., *Detection and Isolation of Type C retrovirus*

HTLV-1, le même groupe autour de Robert Gallo va isoler un proche parent du HTLV-1 que l'on nommera HTLV-2. Cela se passait soixante-dix ans après la mise à jour du premier virus oncogène (gène responsable du développement des tumeurs), et du virus du sarcome de Rous qui est l'auteur de la leucémie chez l'animal.

Nous connaissons tous la bataille à laquelle les deux chercheurs se livrèrent pour réclamer la paternité de la découverte du virus. Comme le souligne Jonathan Engel[8], Montagnier avait bien découvert la cause du sida, mais l'importance de la découverte avait été négligée. Cela à cause du fait qu'il faisait piètre figure en Amérique par rapport à Gallo, et par conséquent son article, qui parut dans la fameuse revue *Science* en même temps que celui de Gallo, fut éclipsé par les deux revendications de Gallo sur le HTLV. L'article de Montagnier avait été soumis à *Science* sans un résumé de l'article ; ce que Montagnier reconnaîtra plus tard en disant que dans sa précipitation, il avait oublié d'écrire un résumé. Gallo va alors présenter son bon office à Montagnier pour faire ce résumé. Mais dans le résumé que Gallo va présenter, il décrit le nouveau virus comme faisant partie de la famille des virus HTLV, malgré le fait que Montagnier n'avait pas fait une telle revendication.

Une année plus tard, Gallo va lui-même se déclarer avoir fait la découverte du nouveau virus proche de HTLV-1 et HTLV-2 qu'il donnera le nom de HTLV-3 – qui se présente comme

---

Particles from Fresh and Cultured Lymphocytes of a Patient with Cutaneous T-Cell Lymphoma, in: *Proc. Natl. Acad. Sci. USA* 77 (1980): 7415-7419 ; cité par CHIÈZE, F., *Aspects biomédicaux du sida en Afrique, in:* VALLIN, J. (éd.), *Populations africaines et sida*, Éditions La Découverte, Paris, 1994, p. 17-61, ici à la page 18.

[8] Cf. ENGEL, J., *The Epidemic: A Global History of AIDS*, Smithsonian Books/ HarperCollins Publishers, New York, 2006, p. 58-59.

étant la seule et unique cause du sida. La découverte de l'agent qui cause le sida, HTLV-3, fut annoncée au public américain durant une conférence de presse Média par la secrétaire à la santé Margaret Heckler, qui faisait référence à la découverte de l'équipe de Gallo comme d'un autre miracle dans la longue liste d'honneur de la médecine et de la science américaine. À cause de sa renommée dans le monde de virologie, Gallo fut entouré des louanges par le monde scientifique. Mais Montagnier était très méfiant de la revendication de Gallo. Il se trouva que les chercheurs avaient trouvé que les échantillons de LAV de Montagnier étaient presque identiques au HTLV-3 de Gallo. Ce dernier parviendra à faire breveter sa découverte.

Montagnier va intenter un procès en disant que les deux virus étaient substantiellement identiques, et demandait d'avoir accès aux documents du laboratoire de Gallo. Pour éviter les poursuites judiciaires, Gallo fut obligé de se rétracter deux ans plus tard dans la revue *Science*. À la lumière de ces évidences qui montraient que finalement c'est Montagnier qui avait découvert le virus du sida, l'Institut national de la propriété industrielle des États-Unis va annuler l'année suivante sa décision initiale de breveter la découverte de Gallo pour l'octroyer à l'Institut Pasteur[9].

---

[9] On se rappellera que le 31 mars 1987, le président des États-Unis, Ronald Reagan et le premier ministre français, Jacques Chirac, signèrent un accord à la Maison-Blanche, affirmant que des parts égales des royalties pour le test de sang de Gallo, qui est devenu le test standard utilisé, seraient accordées à la National Institutes of Health (NIH), l'institut national de la santé, et l'Institut Pasteur pour des fins de recherches. Le brevet d'invention expirait en 2002. En 2008, le comité du Prix Nobel décerna la moitié de son prix en physiologie ou médecine à Françoise Barré-Sinoussi et Luc Montagnier pour leur découverte du virus de déficience immunologique humain. Cf. HARDEN, V.A., *AIDS at 30: A History*, Potomac Books, Washington, DC, 2012, p. 66, 69.

Le virus oncogène et le virus du sarcome de Rous se retrouvent dans la famille des virus que l'on appelle des rétrovirus. Ceux-ci se divisent en trois sous-groupes :

- Le groupe des spumavirus qui n'occasionnent aucune maladie ni chez l'homme ni chez l'animal ;
- Les oncovirus qui peuvent entraîner des tumeurs, sarcome, lymphome ou leucémie, et sont aptes à changer à vie les cellules chez l'homme comme chez l'animal. Le HTLV-1 appartient à ce sous-groupe ;
- Les lentivirus qui anéantissent les cellules qu'ils contaminent et qui sont à l'origine des maladies d'évolution lente chez l'animal. Ils sont des virus lents parce qu'ils se reproduisent et se répandent lentement dans le corps hôte.

Le premier lentivirus humain que l'on a identifié est le VIH-1, qui est responsable de l'épidémie. Le VIS (virus d'immunodéficience simiesque {de singe}) qui lui est semblable est capable de provoquer une immunodépression chez le singe macaque rhésus[10]. On a répertorié trois groupes de VIH-1 que l'on a donné des noms des lettres M, N et O. Chaque groupe provient d'une transmission séparée du VIS. Le groupe M est responsable de l'épidémie universelle que nous connaissons et qui est coupable de l'infection de plus ou moins 60 millions de personnes dans le monde durant l'année

[10] Cf. DANIEL, M.D., LETVIN, N.L., KING, N.W., KANNAGI, M., SEGHAL, P.K., HUNT, R.D., KANKI, P.J., ESSEX, M., DESROSIERS, R.C., *Osolation of T-Cell Tropic HTLV-III Like Retrovirus from Macaques*, in: *Science* 228 (1985) : 1201-1204 ; cité par CHIÈZE, F., *Aspects biomédicaux du sida en Afrique, in:* VALLIN, J. (éd.), *Populations africaines et sida*, Éditions La Découverte, Paris, 1994, p. 17-61, ici à la page 18.

2005[11]. Le groupe O est également virulent et peut être considéré comme étant ancien. On retrouve ce groupe confiné au Cameroun. Le groupe N reste très rare. On a enregistré sept cas en 2005 au Cameroun.

Barin et son équipe ont mis en évidence en 1985 l'existence d'un deuxième virus de l'immunodéficience humaine que l'on donna le nom de VIH-2, qui est moins virulent et moins contagieux, et dont la constitution était semblable au VIS du singe vert de l'Afrique de l'Ouest, spécialement en Guinée-Bissau, aux îles du Cap-Vert, et moyennement au Sénégal et au Mali[12]. Il est trois fois plus difficile de transmettre le VIH-2 par des relations intimes et dix fois plus difficile de le transmettre de la mère à l'enfant. Vers les années 2005, les infections du VIH-2 ont été divisées en huit groupes, chacun provenant d'une transmission séparée. Il n'y a que deux de ces groupes qui ont été identifiés comme étant des véritables épidémies humaines. On les désigne par des lettres A et B.

L'existence du VIH-1 remonte vers les années 1950 et 1960 en République démocratique du Congo et en Ouganda[13].

---

[11] Cf. ILIFFE, J., *The African AIDS Epidemic. A History*, Ohio University Press/James Curry/Double Storey, Athens/Oxford/Cape Town, 2006, p. 4.
[12] Cf. BARIN, F., M'BOUP, S., DENIS, F., KANKI, P., ALLAN, J.S., LEE, T., ESSEX, M., *Serology Evidence for Virus Related to Simian T-Lymphotropic Retrovirus III in Residents of West Africa*, in: *Lancet* 17 (1985): 55-61; cité par CHIÈZE, F., *Aspects biomédicaux du sida en Afrique, in:* VALLIN, J. (éd.), *Populations africaines et sida*, Éditions La Découverte, Paris, 1994, p. 17-61, ici à la page 18.
[13] Cf. NAHMIAS, A.J., WEISS, J., YAO, X. *et al.*, *Evidence for Human Infection with an HTLV III/LAV Like Virus in Central Africa, 1959*, in: *Lancet* 1 (1986): 1279-1280 ; cité par CHIÈZE, F., *Aspects biomédicaux du sida en Afrique, in:* VALLIN, J. (éd.), *Populations africaines et sida*, Éditions La Découverte, Paris, 1994, p. 17-61, ici à la page 18. On pense que le virus était déjà en circulation dans les années 1910 dans le Congo belge et spécialement à Léopoldville (l'actuelle ville de Kinshasa). Les Haïtiens

On sait bien que durant les derniers cinquante ans ou plus, on a répertorié plus de vingt-cinq nouvelles maladies infectieuses. Et parmi ces infections, nous trouvons une douzaine de maladies provenant des agents provoquant la grippe. On retrouve les virus de la grippe A parmi plusieurs animaux, y compris les poules, les canards, les cochons, les chevaux, les baleines et les phoques. Les oiseaux sauvages sont les premiers réservoirs naturels de tous les sous-types des virus de la grippe A. Et on pense même qu'ils sont à l'origine des virus de la grippe A pour les autres animaux. Les cochons peuvent bien être infectés soit par des virus de la grippe humaine, soit par des virus de la grippe aviaire. Parce que les cochons sont capables de recevoir certaines modifications des virus de la grippe aviaire, humaine et porcine, ils peuvent potentiellement être infectés des virus de la grippe provenant d'autres différentes espèces, comme les canards et les hommes. Si cela est possible, il est probable que les différents gènes peuvent se mélanger pour produire un nouveau virus capable d'attaquer l'être humain.

La structure du VIH et de la molécule CD4 : le virus du sida est une molécule arrondie dont le diamètre ne va pas au-delà de cent nanomètres, c'est-à-dire un dix-millième de millimètre. La molécule est constituée d'une enveloppe garnie de bourgeons et d'une partie centrale que l'on appelle la capside (*core* en anglais) et renferme en son sein l'information génétique du virus, et deux enzymes donnant la possibilité à cette information de s'introduire dans le noyau des cellules

---

qui vinrent dans les années 1960 au Congo après le départ des Belges pour travailler, ramenèrent au retour d'Haïti le virus.
Il existe à ce propos beaucoup de récits de l'origine du virus. Cf. HARDEN, V.A., *AIDS at 30: A History*, Potomac Books, Washington, DC, 2012, p. 6-7.

qu'elle contamine[14]. Le virus du sida ne possède pas de vie en lui-même. C'est un parasite des cellules qui tire sa vie de celles-ci. Sa transmission d'un corps à un autre se fait par le sang, les fluides génitaux, ou par le lait maternel. Le virus s'attache à certains types de cellules particulièrement les lymphocytes T qui activent le système immunitaire du corps.

Le VIH est un virus qui est capable d'étaler un changement génétique, et donc phénotypique, considérable à la fois à l'intérieur d'une seule personne infectée qu'à l'intérieur de la population mondiale. Des chercheurs sont parvenus à identifier dix sous-groupes du VIH-1 qui sont différents les uns des autres dans leur composition d'environ 30 %. Ces sous-groupes ont été désignés par des lettres : A, B, C, D, FL, F2, G, H, J, et K[15]. Il existe une distinction fondamentale entre la grande diversité des accents que l'on retrouve en Afrique de l'Ouest équatoriale et la domination d'un ou de deux sous-groupes, et parfois dans leur association, dans d'autres régions du monde. Ainsi, les sous-groupes A et B se retrouvent en Afrique de l'Est ; la coalition de A et de G en Afrique de l'Ouest ; B en Europe et en Amérique du Nord ; C en Afrique australe, en Éthiopie et en Inde[16].

---

[14] Cf. BENOIT, S.N., GERSSHY-DAMET, G.M., COULIBALY, A. *et al.*, *Seroprevalence of HIV Infections in the General Population of the Côte d'Ivoire, West Africa*, in: *Journal of Acquired Immune Deficiency Syndromes* 3 (1990): 1193; cité par CHIÈZE, F., *Aspects biomédicaux du sida en Afrique, in:* VALLIN, J. (éd.), *Populations africaines et sida*, Éditions La Découverte, Paris, 1994, p. 17-61, ici à la page 19.

[15] Cf. PEETERS, C., TOURE-KANE & NKENGASONG, J.N., *Genetic Diversity of HIV in Africa: Impact on Diagnosis, Treatment, Vaccine Development and Trials*, in: *AIDS* 17 (2003): 2547-2560.

[16] Cf. MCCUTCHAN, F.E., *Understanding the Genetic Diversity of HIV-1*, in: *AIDS* 14 (2000 Supplement 3): s32.

Le génome du virus qui contient toute l'information génétique, est formé d'acide ribonucléique (ARN) comprenant une série de gènes qui se répartissent en trois groupes ; les gènes *gag* et *env*, qui effectuent chacun en ce qui le concerne un codage de la *capside* et *l'enveloppe* du virus, et le gène *pol*, qui possède une autorité sur les deux enzymes. L'ensemble des informations qui sont à la base des protéines du VIH se retrouvent dans les gènes *gag*, *pol* et *env*. Les gènes *gag* codent pour la production des protéines structurelles du VIH, comme la matrice qui supporte l'enveloppe extérieure du VIH et la protéine capside, dans laquelle le génome ARN du virus est situé. Le gène *pol* code pour les enzymes transcriptases inverses, les protéases, et les intégrases, qui dirigent la reproduction du VIH à l'intérieur d'une cellule hôte. Le gène *env* oriente la production des protéines de l'enveloppe virale qui permet au virus de s'attacher à une cellule ciblée et fusionne avec elle. Les autres gènes tels que *tat*, *rev* et *vpr*, seraient des transactivateurs qui augmentent le taux d'expression du gène, alors que *vif*, *nef* et *vpu* règlent les autres aspects du cycle de la vie du virus[17]. Les protéines d'enveloppe et spécialement les glycoprotéines gp 120 et gp 41 vont donner

[17] Cf. MARX, J.L., *AIDS Virus Genomes*, in: *Science* 227 (1985): 503; HAHN *et alii*, *Molecular Cloning and Characterization of the HTLV-III Virus Associated with AIDS*, in: *Nature* 312 (1984): 166-169; ALIZON, M. *et alii*, *Molecular Cloning of Lymphadenopathy-Associated Virus*, in: *Nature* 312 (1984): 757-760; RATNER, L., *et alii*, *Complete Nucleotide Sequence of the AIDS Virus, HTLV-III*, in: *Nature* 313 (1985): 277-284; MUESING, M.A., *et alii*, *Nucleic Acid Structure and Expression of the Human AIDS/Lymphadenopathy Retrovirus*, in: *Nature* 313 (1985): 450-458; RATNER, L., GALLO, R.C. & WONG-STAAL, F., *HTLV-III, LAV, ARV Are Variants of Same AIDS Virus*, in: *Nature* 313 (1985): 636-637; SANCHEZ-PESCADOR, R., *et alii*, *Nucleotide Sequence and Expression of an AIDS-Associated Retrovirus (ARV-2)*, in: *Science* 227 (1985): 484-492; cité par HARDEN, V.A., *AIDS at 30: A History*, Potomac Books, Washington, DC, 2012, p. 127.

la possibilité au virus de s'installer sur des cellules humaines qui sont réceptives à l'infection du VIH. La *molécule CD4* qui se présente comme le récepteur du virus se retrouve à la surface de ces protéines. Les scientifiques sont arrivés à déterminer que le VIH était composé de plusieurs sous-groupes avec des gènes légèrement différents. Tous, cependant, se reproduisent rapidement et ont un taux de mutation très élevé.

Les VIH et la molécule CD4 présentent une très grande similarité. C'est ce qui va donner au virus la possibilité de s'introduire dans les cellules cibles en vue de s'y reproduire à leurs frais et de les détruire.

Comment normalement le corps se défend-il contre des envahisseurs extérieurs ? L'immunité humorale est faite des cellules du système immunitaire que l'on appelle des cellules B (parce qu'elles proviennent de la moelle osseuse). Lorsqu'une cellule B tombe sur un antigène, une molécule ou une substance qui est étrangère au corps, comme un virus envahisseur, elle engloutit l'envahisseur et fournit une protéine de l'envahisseur à une autre cellule du système immunitaire, le lymphocyte T. Celui-ci sécrète des produits chimiques que l'on appelle des lymphokines qui permettent à la cellule B de se multiplier en cellules plasma. Celles-ci sécrètent à leur tour des anticorps spécifiques, des protéines utilisées par le système immunitaire pour identifier et neutraliser les molécules étrangères qui bloquent l'envahisseur. Le lymphocyte T amorce également le développement des cellules mémoires B qui se souviennent de cette signature immunologique de cet envahisseur particulier. Si ce dernier tente à nouveau d'envahir le corps, ces cellules mémoires vont signaler aux autres cellules B de redoubler d'efforts pour produire des anticorps qui vont neutraliser les envahisseurs avant qu'ils ne puissent causer la maladie.

La plus grande partie des cellules attaquées est les lymphocytes T4 qui sont une sous-population des lymphocytaires CD4 +, des globules blancs, ayant comme tâche de rassembler une partie du système immunitaire contre l'agression des virus, bactéries et parasites, ou des cellules cancéreuses. Lorsque ces lymphocytes disparaissent petit à petit et de manière inéluctable, on arrive à un état d'immunodéficience ou faiblesse immunitaire. À partir de ce moment, le corps ne sachant plus se défendre est exposé aux nombreuses maladies virales, bactériennes ou parasitaires et à des lymphomes[18].

Il existe encore d'autres cellules qui sont agressées par le VIH et qui prennent part à sa propagation dans tout l'organisme. Il s'agit entre autres :

- Des globules blancs de type macrophage, dont la fonction consiste à faire connaître aux lymphocytes T4 des corps étrangers à faire disparaître. Les macrophages forment des réservoirs du virus et participent à sa dispersion dans l'organisme, particulièrement dans le système nerveux central ;
- Des cellules dendritiques que l'on retrouve dans les ganglions et le cerveau. Ce qui justifie l'attaque que

[18] Cf. BARRE-SINOUSSI, F., CHERMANN, J.C., REY, F., NUGEYRE, M.T., CHAMARET, S., GRUEST, J., DAUGUET, C., AXLER-BLIN, C., VÉZINET-BRUN, F., ROUZIOUX, C., ROZENBAUM, W., MONTAGNIER, L., *Isolation of a T-Lymphotropic Retrovirus from a Patient at Risk for Acquired Immune Deficiency Syndrome (AIDS)*, in: *Science* 220 (1983) : 868-871 ; cité par CHIÈZE, F., *Aspects biomédicaux du sida en Afrique*, *in:* VALLIN, J. (éd.), *Populations africaines et sida*, Éditions La Découverte, Paris, 1994, p. 17-61, ici à la page 20.

subit le système nerveux central de l'homme par le VIH[19].

La pénétration et la multiplication du virus à l'intérieur du lymphocyte T4 passent par plusieurs étapes[20]. L'étape de préparation se manifeste par l'union du VIH avec le récepteur CD4 suivie de la mise en liberté, dans le lymphocyte T4, de l'ARN du virus et des enzymes qui sont indispensables à son incorporation. Pour attaquer le noyau, l'ARN du virus (ARN-v) va changer de nature à l'intérieur du cytoplasme du lymphocyte T4.

C'est la transcriptase inverse qui est l'une des enzymes du VIH qui va effectuer ce changement en modifiant l'ARN-v en ADN viral pour pouvoir faire partie du noyau avec l'aide de la seconde enzyme du virus que l'on appelle l'endonucléase virale.

Suit alors une phase de latence virale dès que l'ADN viral fait partie de l'ADN de la cellule. Durant cette phase, le virus ne se manifeste pas. Après un certain temps, l'ADN viral va commencer le mécanisme de duplication précise des molécules d'ADN engendrant un très grand nombre de VIH en donnant à l'étape suivante la forme primaire à des enzymes de type protéase. C'est par l'éclatement du lymphocyte T4 que ces virus

[19] Cf. GYORKEY, F., MELNICK, J., GYORKEY, P., *Human Immunodeficiency Virus in Brain Biopsy of Patients with Aids and Progressive Encephalopathy*, in: *J. Infect. Dis.* 155 (1987): 870-876; cité par CHIÈZE, F., *Aspects biomédicaux du sida en Afrique, in:* VALLIN, J. (éd.), *Populations africaines et sida*, Éditions La Découverte, Paris, 1994, p. 17-61, ici à la page 20.

[20] Cf. HASSELTINE, W.A., *Replications and Pathogenesis of the Aids Virus*, in: *J. AIDS* 1 (1988): 217-240; cité par CHIÈZE, F., *Aspects biomédicaux du sida en Afrique, in:* VALLIN, J. (éd.), *Populations africaines et sida*, Éditions La Découverte, Paris, 1994, p. 17-61, ici à la page 20-21.

seront libérés ou par bourgeonnement à sa surface. Plus la maladie avance chez l'homme, plus le nombre de cellules infectées dans le sang augmente.

2. *La maladie*

Ce sont les épidémiologistes qui mesurent et évaluent les circonstances et le taux des maladies ou des conditions des maladies au sein des populations différentes. Ils étudient les diverses variations des conditions de santé aussi bien que l'impact que les risques ou les facteurs divers peuvent avoir sur la manifestation de la maladie. On peut dire alors que l'épidémiologie est l'étude des facteurs qui influencent ou déterminent les modèles et la prévalence d'une maladie ou l'état de la maladie dans la population[21]. Ils étudient et sont concernés par les populations plutôt que les cas individuels. Ils décrivent et mesurent les niveaux ou les taux différents de la maladie chez les populations différentes ; et ils évaluent et décident quels facteurs sont responsables des différents cas et les taux de santé ou de la maladie.

Pour mieux comprendre l'épidémiologie des maladies infectieuses, il faudrait connaître la signification de certains termes[22] :

- L'*exposition* à un agent de maladie infectieuse se produit lorsqu'il existe un contact réel ou éventuel avec

[21] Cf. CHIN, J., *The AIDS Pandemic: The Collision of Epidemiology with Political Correctness*, Radcliffe Publishing, Oxford/Seattle, 2007, p. 40.
[22] Voir pour ce qui suit CHIN, J., *The AIDS Pandemic: The Collision of Epidemiology with Political Correctness*, Radcliffe Publishing, Oxford/Seattle, 2007, p. 44.

un agent qui peut causer une infection. Il faut dire que toute exposition ne conduit pas nécessairement à une infection.

- On a une *infection* lorsqu'un agent d'une maladie infectieuse fait irruption chez un hôte, se développe et se multiplie.
- *L'échantillon clinique d'une infection* qui va à partir des signes ou des symptômes pratiquement non cliniques vers une maladie bénigne ou grave, et la mort. Toutes les infections ne débouchent pas nécessairement par une maladie évidente chez l'hôte.
- *Syndrome de la maladie* – un modèle ou un groupe reconnaissable par des signes, des symptômes ou des informations divers qui caractérisent une condition particulière ; les syndromes proviennent d'une seule origine.

Certains agents des maladies infectieuses comme le virus de la rougeole sont extrêmement infectieux. C'est ainsi que toute exposition à ce virus pour les personnes qui n'ont jamais eu de rougeole ou qui n'ont pas eu de vaccination, débouche sur la maladie de la rougeole dans environ une semaine. Par contre pour le VIH-sida, la transmission se fait par la transmission du sang infecté ou les liquides du corps comme les sécrétions corporelles (les spermes).

Au moyen de son système immunitaire, l'organisme résiste à des agressions extérieures comme les virus, les bactéries, les parasites, etc. Lorsque ces corps étrangers[23] sont reconnus, ils sont aussitôt soit capturés, maîtrisés, ou éliminés.

---

[23] Cf. Pour ce qui suit, LABBÉ, C., *Sida et assurances. Aspects médicaux, assurances de personnes, responsabilités, assurances de responsabilités*, Maison Larcier, Bruxelles, 1994, p. 21-22.

Il existe deux lignes de défense dans le système immunitaire : d'abord, la peau et les muqueuses défendues par un grand nombre de combinaisons d'éléments additionnels, comme les voies respiratoires et les sécrétions (larmes, salives, etc.), et ensuite, les cellules compétentes dans un domaine particulier (les globules blancs).

L'ensemble des cellules de l'immunité proviennent d'un seul modèle de cellules-souches qui se trouvent dans la moelle osseuse et dans le foie fœtal, appelées communément cellules-souches hématopoïétiques. Par leurs divisions permanentes et régulières, ces cellules donnent naissance aux globules rouges et à un certain nombre de protagonistes du système immunitaire qui font partie de la circulation du sang.

Un premier type de cellules immunitaires se consacre intensément à l'absorption et à l'élimination des micro-organismes qui s'introduisent de manière inopportune. Ces cellules sont appelées des cellules phagocytes. Ces cellules ne font pas attention à l'identité ni à des antigènes de ces micro-organismes intrus.

C'est ainsi que les macrophages exercent justement cette action non spécifique. On les rencontre dans la peau, les alvéoles pulmonaires et la rate. La fonction principale de ces cellules est de neutraliser les germes étrangers, de produire des substances comme les enzymes qui vont séparer les protéines de ces germes, et d'exposer des parcelles de ces protéines sur la surface afin que ces germes puissent être identifiés par différentes cellules appartenant au système immunitaire afin de les détruire et pour en finir, les faire disparaître.

Le deuxième type de cellules immunitaires est connu comme étant des lymphocytes qui prennent pour cible une bactérie ou un virus spécifique. L'action des lymphocytes est dite spécifique dans la mesure où seuls les lymphocytes qui identifient la substance provoquant la formation d'un anticorps (antigène) vont agir. Les lymphocytes sont fabriqués par groupes de cellules semblables, c'est-à-dire des cellules provenant de la duplication artificielle d'une même cellule mère. Chaque clone en effet est déterminé par avance pour identifier un germe susceptible de provoquer la maladie.

La réponse de l'organisme face à un agent pathogène a pour éléments des substances liquides ou à moitié liquides de l'organisme comme les anticorps qui sont solubles dans le plasma sanguin, et des substances cellulaires qui sont protégées par les globules blancs. Ses agissements sont coordonnés par les lymphocytes T4.

Nous avons les lymphocytes B et les lymphocytes T. Les lymphocytes B reconnaissent un antigène déterminé et sécrètent des anticorps pour éliminer ou détruire cet antigène. Beaucoup de ces lymphocytes B se trouvent au repos et se déplacent constamment dans le sang, la lymphe, et séjournent provisoirement dans les ganglions lymphatiques, la rate, les amygdales, l'appendice.

Quant aux lymphocytes T, ils ont comme rôle de détruire sans détour les cellules anormales. Ils sécrètent des substances qui exercent à distance une certaine influence et font accroître le rendement des cellules phagocytaires. En outre, ils ont comme utilité de contrôler en augmentant ou en atténuant l'exercice des lymphocytes B.

On peut classer les lymphocytes T en plusieurs catégories qui se distinguent par la présence des signes distinctifs, des marqueurs, qu'ils soutiennent à leur surface. Les lymphocytes T qui sont déterminés par la molécule T4 sont appelés lymphocytes T4. Ils sont soit auxiliaires, soit inducteurs. Les lymphocytes T4 auxiliaires ont comme fonction d'accroître l'activité des lymphocytes cytotoxiques, de rehausser l'activité des cellules phagocytaires, et de favoriser la fabrication d'anticorps par les lymphocytes B. Les lymphocytes T4 inducteurs ont des compétences requises pour éliminer certains types de cellules tumorales ou de cellules atteintes par une infection virale.

Les lymphocytes T qui sont déterminés par la molécule T8 sont désignés par le nom de lymphocytes T8. Ceux-ci sont soit des lymphocytes cytotoxiques, soit des lymphocytes suppresseurs. Les lymphocytes T8 ont comme fonction d'éliminer les cellules jugées étrangères. Les lymphocytes T8 suppresseurs ont comme tâche de ralentir l'activité de toutes les cellules du système immunitaire, en se comportant à l'inverse des lymphocytes auxiliaires.

Le virus du sida a un faible pour les lymphocytes T4. Et lorsque les lymphocytes T4 sont anéantis, l'organisme laisse le champ libre aux envahisseurs et reste sans protection contre un grand nombre de maladies. Le virus s'attaque également aux macrophages, aux lymphocytes B, aux plaquettes sanguines, aux cellules endothéliales des vaisseaux sanguins et lymphatiques, aux cellules de l'épithélium, et aux cellules gliales du système nerveux central.

La mission principale d'un virus est de se reproduire. À la différence des bactéries, les virus ne sont pas autosuffisants, ils ont besoin d'obtenir l'entrée dans une cellule hôte appropriée en vue de prendre à sa charge la cellule et de conduire celle-ci à fabriquer des parties dont ils ont besoin pour se reproduire. Les cellules hôtes sont éventuellement détruites durant la procédure.

Le VIH se répand très vite dans l'ensemble de l'organisme du moment qu'un individu est contaminé. Il va pénétrer à partir du sang vers les ganglions lymphatiques qui sont des lieux de conservation de lymphocytes T4 et de macrophages. On trouve le virus non seulement dans le sang, mais également dans les spermes, les sécrétions génitales, le lait maternel et la lymphe. C'est au bout de huit à douze semaines que l'on trouve des anticorps contre le VIH. C'est la présence de ces anticorps qui détermine la séropositivité au VIH d'un patient. Il sera séropositif jusqu'à la fin. Mais, même avant la séropositivité, un individu contaminé pourrait transmettre le virus. C'est la période sérologique dite muette durant laquelle l'individu reste contagieux sans une détection préalable du VIH par des tests utilisés.

L'organisme peut arriver à maîtriser l'infection au moyen des anticorps qu'il fabrique. La croissance du nombre de cellules infectées augmente progressivement au cours du temps. À cause des infections microbiennes, parasitaires, et surtout faute de traitements adéquats dans les pays en voie de développement, le taux de passage au stade sida-maladie reste très élevé.

L'infection au VIH ne peut être inversée dans la mesure où le génome viral fait désormais partie de la cellule humaine en devenant intégré dans le code génétique du malade. En plus, les anticorps qui devraient reconnaître le virus pour le maîtriser n'y parviennent pas à cause de la mutation constante de certaines régions de l'enveloppe externe du virus.

Il existe plusieurs catégories de maladies qui peuvent définir l'apparition du VIH-sida. Une de ces catégories est ce que l'on appelle des *infections opportunistes* qui sont causées lorsque des agents pathogènes comme les bactéries et les virus qui auraient pu être repoussés par un système immunitaire tout à fait normal s'installent à cause de la faiblesse de la défense immunitaire. Les *infections opportunistes* qui sont associées au VIH-sida sont la tuberculose, la pneumonie et la candidose. Ceux qui sont atteints de VIH-sida souffrent de perte de poids, de fièvre, et de diarrhée.

3. *La transmission du VIH-sida*

Le VIH-sida est transmis de trois manières différentes. Par la pénétration sexuelle lors des relations sexuelles ; transmission par le sang, soit par transfusion sanguine provenant d'une personne déjà infectée de VIH sida ou en utilisant de seringues des personnes infectées pour les drogués ; et la transmission de la mère infectée au fœtus à travers le placenta et également par le lait maternel.

Le premier contact avec le virus peut paraître asymptomatique[24]. Il peut de fois se faire remarquer par un état grippal : hausse de température, mal de gorge, courbatures. On parlera dans ce cas de grippe, d'angine ou de mononucléose infectieuse. On observe à ce moment de manière exceptionnelle des cas de méningites ou d'encéphalites qui se soignent sans cause apparente et l'on évoquera le diagnostic de méningite ou d'encéphalite virale. À ce stade, le patient n'a pas encore développé des anticorps et le diagnostic pour

[24] Cf. MANN, J., CHIN, J., PIOT, P. & QUINN, T., *Le sida dans le monde*, in: *Pour le monde* 134 (décembre 1988) : 56-65 ; cité par GRMEK, M., *L'histoire du sida*, Payot, Paris, 1989, p. 240-244, *in:* PIERRET, J., *Un défi mondial: Le sida*, in: *Problèmes Politiques et Sociaux* 625 (1990): 1-64, ici à la page 6.

déterminer l'infection ne peut se faire. C'est la période dite latente. Cette période peut fluctuer d'une personne à l'autre.

Après ce premier stade d'infection, la plupart des patients ne vont présenter aucun symptôme et vont demeurer asymptomatiques durant des nombreuses années, pouvant transmettre le virus par contagion. On peut à ce stade faire la recherche des anticorps dans le sang. Le patient est alors séropositif asymptomatique. Ces patients peuvent rester asymptomatiques pendant une longue période de cinq à dix ans. On verra apparaître chez certains des ganglions.

Au troisième stade, on ne remarque rien chez le patient, mais à l'examen, on parvient à apercevoir des ganglions à la hauteur du cou, dans les aisselles ou au niveau du pli de l'aine. En forme de noisette, ces ganglions semblent glisser sous la peau.

Enfin, le sida entre par quatre voies différentes lorsque le système immunitaire est très affaibli : le syndrome d'amaigrissement, les manifestations neurologiques, les manifestations infectieuses et les manifestations tumorales.

4. *Conclusion*

Le sida est un rétrovirus, c'est-à-dire un virus dont les informations génétiques sont programmées à l'intérieur d'une molécule de l'acide ribonucléique (ARN) et non dans l'ADN. En 1985 fut mise en évidence l'existence d'un deuxième virus de l'immunodéficience humaine que l'on appela VIH-2 qui semble être moins nocif et moins transmissible. Le virus du sida peut demeurer pendant un long espace de temps endormi dans l'organisme humain avant de s'attaquer aux lymphocytes T4 qui sont des cellules qui défendent l'organisme contre des attaques extérieures. Lorsque finalement ces lymphocytes disparaissent de l'organisme, on arrive à une situation d'immunodéficience ou faiblesse immunitaire. C'est à partir de ce moment que la personne se trouve exposée aux nombreuses maladies virales, bactériennes ou parasitaires, et à des lymphomes.

Le VIH est un virus qui possède les aptitudes nécessaires à faire un changement génétique considérable aussi bien chez la personne infectée que chez les autres individus contaminés. C'est ainsi que l'on peut identifier dix sous-groupes de VIH-1 différents les uns des autres.

À cause de la faiblesse de la défense immunitaire, s'installent dans l'organisme des infections opportunistes comme la tuberculose, la pneumonie et la candidose. C'est à l'aide de la transmission du sang infecté ou par les liquides du corps comme les sécrétions corporelles (les spermes) que le virus passe d'une personne à l'autre. Par la pénétration sexuelle lors des relations sexuelles ; par transfusion venant d'une personne infectée ou en échangeant entre les drogués des seringues des personnes infectées ; par la mère infectée au fœtus à travers le placenta et par l'allaitement.

CHAPITRE II

Les techniques de détection du virus

On peut actuellement arriver à détecter la présence dans le corps humain du virus de l'immunodéficience humaine (VIH) coupable de la maladie du sida (syndrome immunodéficience acquise). On compte un certain nombre de tests VIH qui utilisent la détection d'anticorps et/ou d'antigènes et/ou également d'une séquence d'ARN du VIH. Tous les tests utilisent le sang comme matrice. Il faudrait réaliser plusieurs fois le test pour déclarer un patient séropositif au VIH.

1. *Les techniques diagnostiques*

- La *méthode ELISA* (Enzyme Linked Immunosorbent Assay) ne recherche et ne détecte que les anticorps que l'on découvre suite à une contamination. Cette méthode ne décèle pas le virus lui-même. C'est seulement à partir de la huitième semaine qui suit la contamination que la méthode devient fiable[25].
- Le *Western blot* est une technique ayant la possibilité de déterminer un certain nombre d'anticorps dirigés

[25] Cf. GARRET, A.J., SEAGROATT, V. & SUARANE, E.M. *et al.*, *Measurement of Antibodies to Human Immunodeficiency Virus: an International Collaborative Study to Evaluate WHO Reference Sera*, in: *Bull WHO* 66 (1988): 197-202; cité par CHIÈZE, F., *Aspects biomédicaux du sida en Afrique, in:* VALLIN, J. (éd.), *Populations africaines et sida*, Éditions La Découverte, Paris, 1994, p. 17-61, ici à la page 24.

contre les protéines du virus. La technique se présente comme un appoint remarquable à la méthode ELISA.

Un individu séropositif sera déclaré comme ayant le sida lorsqu'il y a une concentration sanguine de lymphocytes T4 inférieure à 200/mm^3. C'est cette définition qui a été adoptée par les États-Unis et les pays occidentaux[26]. Cette définition est cependant inappropriée pour l'Afrique où l'on manque des centres de recherche qui peuvent faire le décompte des lymphocytes T4. En 1987, on a obtenu à Bangui, la capitale de la République centrafricaine, une définition répondant aux réalités africaines[27]. Dans ces conditions, le sida est défini chez l'adulte par la présence d'au moins deux signes majeurs qu'il faudrait adjoindre à au moins un signe mineur.

Par signes majeurs, il faut entendre : une perte de poids de plus de 10 % du poids total au corps ; une diarrhée chronique qui dure plus d'un mois ; une fièvre qui va au-delà d'un mois. Par signes mineurs, il faut entendre : une toux qui dure plus d'un mois ; une infection généralisée de la peau provoquant des démangeaisons ; une infection progressive et généralisée de la nature de l'herpès, affection de la peau et de la muqueuse ; un zona qui récidive ; une candidose oropharyngée ; une lymphadémopathie généralisée.

Cette définition a surtout une valeur d'orientation dans la mesure où plusieurs infections possèdent les mêmes symptômes que le sida, comme le cas du paludisme. Toutefois,

---

[26] Cf. CHIÈZE, F., *Aspects biomédicaux du sida en Afrique, in:* VALLIN, J. (éd.), *Populations africaines et sida*, Éditions La Découverte, Paris, 1994, p. 17-61, ici à la page 31.

[27] Cf. COLEBUNDERS, R.L., MANN, J.M., FRANCIS, H. *et al.*, *Evaluation of a Clinical Case Definition of Aids in Africa,* in: *Lancet* 1 (1987): 492-494; cité par CHIÈZE, F., *Aspects biomédicaux du sida en Afrique, in:* VALLIN, J. (éd.), *Populations africaines et sida*, Éditions La Découverte, Paris, 1994, p. 17-61, ici à la page 31.

cette définition à elle seule reste incapable de remplir intégralement sa fonction. C'est pourquoi chaque fois qu'il est possible, il faudrait faire l'analyse sérologique pour avoir un diagnostic sûr du sida[28].

On peut dire que le sida est une pandémie au niveau mondial. Mais, l'épidémiologie et l'expression clinique peuvent subir des changements par rapport à l'environnement et au comportement social des populations. C'est ainsi qu'en Afrique, en zone tropicale, on relate trois signes qui arrivent le plus souvent et qui donnent une définition clinique du sida en Afrique : la diarrhée, la fièvre et l'amaigrissement.

Il existe des progrès énormes durant les dernières années concernant le développement du test. L'intérêt particulier des recherches a été de mettre sur pied des tests rapides et des tests qui permettent la détection des anticorps dans les fluides du corps comme l'urine et la salive. Ces derniers tests ne sont pas invasifs, ils sont simples, rapides, moins coûteux, et peuvent être applicables aux enfants, aux utilisateurs de la drogue et s'étendre à une très grande population. Les tests rapides permettent d'avoir les résultats dans environ dix minutes.

---

[28] Cf. KEFENI, H., DESTA, B., ZEWDIE, D., *HIV-1 Seroprevalence in Ethiopia – 5 Years Interval*, Ethiopia Armed Forces General Hospital, Addis Ababa (PoC 4017) ; cité par CHIÈZE, F., *Aspects biomédicaux du sida en Afrique, in:* VALLIN, J. (éd.), *Populations africaines et sida*, Éditions La Découverte, Paris, 1994, p. 17-61, ici à la page 32.

2. *Les indicateurs épidémiologiques*

L'épidémiologie est une discipline qui a pour but d'estimer les risques dans le domaine de la santé. Elle répond à deux questions fondamentales : – dans une population déterminée, quel est le risque qui existe pour tomber malade ? Et – lorsque l'on associe certaines caractéristiques comme le comportement et l'environnement, quelle est l'augmentation du risque de devenir malade ? Les indicateurs sont ainsi des guides illustratifs pour l'appréciation de la maladie. Ce sont des outils de mesure de données, continues ou qualitatives pour évaluer la fréquence et la vitesse de l'apparition de la maladie.

- L'*incidence* est la quantité de nouveaux cas qui surviennent au sein d'une population déterminée au cours d'un espace de temps bien précis. Lorsque l'on se réfère à l'année, on parle d'une incidence annuelle. On peut parler de l'incidence de l'infection à VIH lorsqu'il s'agit de la quantité des gens, des nouveaux cas, qui se sont fait contaminer au VIH. L'incidence du sida indique le nombre de nouveaux cas de sida. Ainsi, lorsque l'on dit que l'incidence d'infection par le VIH est de 5 pour 1 000, cela veut dire que sur une population de mille habitants, cinq contaminations auront lieu durant l'année.
- La *prévalence* indique le nombre de personnes qui sont malades, il s'agit alors de la prévalence de la maladie, ou qui sont infectées, la prévalence de l'infection, à une date précise. On exprime généralement la prévalence en pourcentage par rapport à la population observée. On parle alors de taux de prévalence. Lorsque l'on dit, par exemple, d'une prévalence de l'infection est de

20 % chez les adultes, cela veut dire qu'un adulte sur vingt est infecté à la date estimée.

- La *létalité* indique le danger pour un individu touché par la maladie ou l'infection de décéder. Lorsque l'on considère le risque ou le danger en lui-même, on peut dire que faute de traitement, il est de 100 % dans le cas du sida. Pour ce qui est de la durée écoulée entre le surgissement de la maladie et la mort, faute de tout traitement, cette durée est courte.
- La *mortalité* à cause de la maladie, indique le nombre de décès au cours de l'année du fait de cette maladie par rapport à la population totale. Lorsque l'on connaît la prévalence du sida, on connaît par le fait même le nombre de malades du sida et la mortalité qu'il faudrait attendre dans l'année.
- L'*estimation* est utilisée pour mesurer le nombre passé et présent, par exemple, de ceux qui sont infectés par le virus.
- La *projection* ou les prévisions mesurent le nombre dans l'avenir.

La prévalence et l'incidence sont des mesures statistiques fondamentales pour tracer la trajectoire d'une épidémie. Les taux de prévalence sont donnés comme un pourcentage d'un segment spécifique de la population, par les enfants en dessous de l'âge de cinq ans, les adultes âgés de 15 à 65 ans, les femmes qui vont au service de consultation prénatale, les donneurs de sang, les hommes ayant des maladies sexuellement transmissibles, ou la population à risque pour désigner les individus âgés de 15 à 49 ans qui sont en général sexuellement actifs.

Il est difficile d'avoir les chiffres d'incidence pour le VIH-sida, dans la mesure où on ne sait pas dire exactement quand une personne est infectée. On ne fait que découvrir l'infection à une date précise, parfois des mois ou des années après l'infection. Les données qui pourraient être utiles pour mesurer la progression de l'épidémie et l'impact des efforts de la prévention ne sont pas à la portée de la main. En plus, une incidence élevée peut survenir même lorsque la prévalence s'est déjà stabilisée parce que ceux qui sont nouvellement infectés remplacent ceux qui sont décédés[29].

3. *Conclusion*

C'est en examinant le sang que l'on arrive à détecter le virus du VIH. Lorsqu'un individu possède une concentration sanguine de lymphocytes T4 inférieure à 200/mm^3, on dit que cet individu est séropositif. Les deux méthodes qui sont actuellement utilisées pour faire un diagnostic du sida, sont la méthode *ELISA* (Enzyme Linked Immunosorbent Assay) et le *Western blot*. La méthode *ELISA* recherche les anticorps liés à la contamination, alors que le *Western blot* détermine les anticorps contre les protéines du virus.

En Afrique, la présence d'au moins deux signes majeurs et d'un signe mineur va déterminer la maladie. On entend par signes majeurs, perte de poids, diarrhée chronique, fièvre forte et prolongée. Par signes mineurs, il s'agit d'une toux qui dure, d'une infection généralisée de la peau, d'une infection progressive et généralisée de la nature de l'herpès, de

[29] Cf. WHITESIDE, A., BARNETT, T., GEORGE, G. & VAN NIEKERK, A.A., *Through a Glass, Darkly: Data and Uncertainty in the AIDS Debate*, *in:* VAN NIEKERK, A.A. & KOPELMAN, L.M. (eds.), *Ethics & AIDS in Africa*, Left Coast Press, Inc., Walnut Creek, CA 2005, p. 15-38, ici à la page 19.

l'affection de la peau et de la muqueuse, du zona, d'une candidose, d'une lymphadémopathie. Mais particulièrement, trois signes donnent une définition clinique du sida : la diarrhée, la fièvre et l'amaigrissement. Parmi les indicateurs épidémiologiques, il faut citer, l'incidence, la prévalence, la létalité, la mortalité, l'estimation et la projection.

CHAPITRE III

Le silence autour de la maladie

Il n'est pas toujours facile d'accepter et encore moins d'entreprendre une démarche volontaire pour faire le dépistage du sida. Étant donné que cette maladie est considérée, en Afrique surtout, comme une maladie honteuse et de la peur de la discrimination, du rejet, de l'isolement dont sont victimes les malades du sida, on préfère garder le silence au lieu de se faire dépister ou de révéler son statut séropositif ou de malade. Une maladie qui touche à la sexualité et à la symbolique du sacré ne se porte pas facilement sur la place publique. Que faudra-t-il faire pour combattre la maladie, garder ce silence ou porter sur la place publique ?

1. *Le dilemme du médecin sur la confidentialité*

Les termes *confiance* et *confidentialité* proviennent des mots latins : *cum* qui veut dire avec et *fides* qui signifie foi. Les deux termes indiquent avec précision un lien de communauté entre celui qui fait une confidence et celui qui la reçoit. Ce qui fait que les deux personnes sont par conséquent unies par rapport à un lien éthique, de confiance mutuelle. Il est généralement admis que ceux qui travaillent sur le terrain des soins de santé ont le devoir de respecter la confidentialité des informations médicales personnelles. Cela veut dire qu'ils ne doivent pas en principe donner des informations à une tierce personne, à moins que la personne concernée elle-même ne donne explicitement l'accord. Le devoir de la confidentialité médicale a une longue tradition et est profondément ancré dans la pratique des soins de santé. Mais il arrive parfois que les informations du personnel médical soient absolument nécessaires pour le compte d'une tierce personne. Il est particulièrement vrai lorsqu'il s'agit du VIH-sida et lorsqu'une personne est séropositive. Les personnes qui ont des relations sexuelles avec cette personne ont le droit de recevoir une protection adéquate. La personne séropositive elle-même devra s'abstenir de sexe ou avoir des relations sexuelles protégées ou des rapports sexuels sans risque en vue de ne pas contaminer les autres. Les informations sont d'une importance capitale s'il s'agit d'une femme séropositive qui voudrait avoir des enfants. Une femme séropositive peut transmettre le virus à son enfant durant la grossesse. Ce qui fait que sa séropositivité lui permettrait de prendre la décision d'arrêter ou de ne pas avoir de grossesse.

Le VIH-sida pose un grand défi non seulement à la société médicale, mais également aux capacités éthiques des médecins. Les nombreuses réflexions sur la maladie préparent ces praticiens de la santé à affronter les souffrances auxquelles ils font face.

Du point de vue *déontologique*, un acte est considéré intrinsèquement bon ou mauvais indépendamment du résultat. La pratique de la médecine sera guidée par certaines règles qui sont absolues et inviolables. Il y a à considérer ici le principe de l'autonomie. Le respect de l'autonomie d'une personne, c'est lui donner la chance de se prendre en charge sans aucune restriction. Ensuite, il y a le principe de non-malfaisance. Celui-ci exige de s'abstenir de poser des actes négatifs qui nuiraient au patient. Cela veut dire en substance que le médecin est tenu non seulement de donner des soins appropriés au malade, mais il doit également tenir au secret toutes les informations concernant la maladie du patient. Le médecin doit s'abstenir de faire du tort ou être nuisible au bien-être du patient, ainsi de suite. Et parmi ces règles, nous comptons la confidentialité. Cela veut dire que le médecin ne devra révéler ce qui lui a été dit dans le cadre de son travail par un patient. Le principe de bienfaisance est le devoir que possède le médecin de faire tout ce qui est en son pouvoir pour que les intérêts du malade soient protégés et sauvegardés.

La position déontologique est capable de générer un conflit concernant la décision à prendre. Un déontologiste peut œuvrer à la défense de la valeur de la vie privée ou le fait de garder sa promesse, alors qu'un autre déontologiste mettra l'accent sur le devoir de protection de la vie.

Mais avant de faire le test, il y a des conseils qu'il faudrait donner à celui ou celle qui voudrait faire le test du VIH-sida. La personne doit connaître la nature du test. Les points de discussions peuvent être, par exemple, les raisons qui poussent la personne à faire le test, les risques possibles, ce que les résultats du test veulent dire, l'attitude à prendre lorsque le résultat est positif ou négatif, la possibilité de discuter du résultat avec d'autres personnes, et les possibles stigmates sociaux du résultat du test.

Après les conseils prodigués, il est important de s'assurer que la personne qui voudrait faire le test se rend compte des implications de sa décision pour lui-même et pour son entourage. Il faudrait alors un consentement oral ou écrit de l'individu qui atteste qu'il voudrait en toute liberté faire ce test.

Du point de vue *utilitariste*, la confidentialité reste une pierre angulaire d'une pratique couronnée de succès. Le médecin doit choisir des actions qui produisent le plus grand bien. Un utilitariste de l'acte serait premièrement intéressé aux conséquences de la décision du médecin dans ce cas bien précis. Ainsi, le médecin devra balancer les risques et les bienfaits qui sont associés au respect de la confidentialité avec le non-respect de cette confidentialité. Les facteurs comme la vie privée, la réputation du médecin, le droit du patient à l'autonomie doivent finalement entrer en ligne de compte.

Par contre, l'utilitariste de la règle s'intéresserait moins aux conséquences qui en découlent suite à la décision du médecin dans ce cas. Il serait plutôt tenté d'avancer des hypothèses concernant les conséquences à long terme de cette décision du médecin. Un utilitariste de la règle mettrait plus d'accent, par exemple, à savoir la possibilité qu'il y aurait en ne respectant pas la confidentialité. Est-ce que cela conduirait au fait qu'il y aurait une pratique générale de ne pas rester dans la confidentialité, et par conséquent, cela menacerait sérieusement en définitive le caractère sacré de la relation médecin-malade et diminuerait la confiance qui règne entre eux. On peut dire dans ce cas précis que les violons ne s'accordent pas entre l'utilitariste de la règle et celui de l'acte. Un utilitariste de l'acte pourrait conclure que la confidentialité ne saurait être garantie lorsqu'il faut protéger la sécurité d'une tierce personne, du partenaire, alors que pour un utilitariste de la règle, cette décision serait tout simplement un manque de vision. L'utilitariste de l'acte voudrait certainement éviter l'application naïve de la règle pour la règle, alors que l'utilitariste de la règle s'attacherait au tort causé à long terme qui proviendrait du manque de confidentialité balançant la menace immédiate pour le (la) partenaire du malade. Le manque de confidentialité pourrait transformer en victimes ceux qui souffrent de la maladie. Un patient va voir un médecin dans la mesure où il est convaincu que la confidentialité médicale ne sera pas violée. Le bien-être général serait mieux servi si l'on appliquait la confidentialité de façon absolue.

Il faut dire que la confidentialité doit être respectée si le médecin veut garder la confiance de son patient. Mais, il existe une certaine limite à cette confidentialité lorsque celle-ci mettrait les autres en risque. Entre autres, ne pas être disposé à informer son partenaire de sa séropositivité malgré les tentatives pour détourner sa volonté à le faire et d'endosser la responsabilité ; l'ignorance par l'un des époux ou partenaires du danger de contamination ; un danger réel de nouvelles infections ; lorsqu'il existe une certaine familiarité avec la personne qui reçoit les informations. La révélation dans ces conditions au partenaire serait légale et même moralement obligatoire. Il s'agit uniquement de ceux qui sont en danger, qui ont le droit de recevoir des informations. Par contre, tous les autres, comme la famille et les amis du malade, et encore moins les employeurs et les assureurs ne seraient pas informés. Il faudrait toutefois faire une exception pour la recherche du sida et du virus où il est recommandé de garder autant que possible l'identité des patients.

À cause de la manière dont le sida se transmet et à cause des conséquences sociales, financières et médicales que suscite le fait d'être identifié comme un séropositif, on saurait s'étonner du fait que le sida et la vie privée puissent se croiser à chaque dimension de la maladie. Lorsque nous parlons ici de la vie privée, il s'agit en premier lieu des informations concernant un individu et jusqu'à quel niveau les autres peuvent avoir accès à ces informations. Mais on peut étendre cette notion de vie privée lorsque l'on inclut l'anonymat et une restriction à l'accès physique. La vie privée est importante dans la mesure où certaines de nos activités, particulièrement celles qui sont liées au fonctionnement ou défaillance biologique de notre corps sont associées aux normes privées comme la reproduction sexuelle et la maladie. On peut envisager la vie privée comme étant la mesure de l'importance avec laquelle un individu se permet d'acquérir un espace légal et social pour développer des capacités affectives, cognitives, spirituelles et morales propres à un agent autonome.

La vie privée ou l'intimité est importante comme un moyen pour respecter ou même pour construire socialement une personnalité morale. Celle-ci comprend des qualités comme le jugement indépendant, la créativité, la connaissance de soi et le respect de soi. Cela est important à cause de la manière dont on peut avoir le contrôle sur ses propres pensées et son propre corps, tout en développant la confiance, l'amour et les relations amicales avec les autres et encore davantage en essayant d'adapter en fonction des circonstances les relations avec les autres.

Respecter la vie privée de quelqu'un ne voudrait pas dire qu'il faudrait l'élever au-dessus de toutes les autres préoccupations. On peut ainsi dire que la séropositivité appartient à la vie privée d'un individu atteint par le virus. Et cela a comme conséquence que le statut de VIH-sida doit être considéré comme une information privée que cet individu atteint de l'infection mérite notre protection.

Il paraît difficile toutefois de mettre une ligne de démarcation entre ce qui relève de la vie privée de ce qui doit être connu. Cela varie selon les cultures et même à l'intérieur d'une même culture à travers les temps et les circonstances. Cela peut aussi varier selon le sexe et l'appartenance à un rang social déterminé. C'est ainsi que le fait d'avoir un enfant extraconjugal est du domaine strictement privé dans certaines cultures, alors que dans d'autres non. Dans certaines cultures africaines, la virginité était ou est encore de qualité supérieure dans le mariage, et le premier acte sexuel des mariés reste publiquement contrôlé ; alors que dans d'autres cultures, cet acte relève de la vie privée.

La tradition de l'Église catholique a du mal à trouver licite le fait de sacrifier la confidentialité d'une personne au nom d'un quelconque bénéfice potentiel par la société, étant donné que cela équivaudrait à faire de l'être humain un pur moyen au service de la société ; ce qui ouvre la porte à une éventualité d'éthique utilitariste. Mais la révélation ici reste obligatoire, étant donné l'entêtement du porteur du virus de ne pas le révéler à son conjoint, se place délibérément en dehors de la communauté morale dans la mesure où son refus va à l'encontre du fondement le plus essentiel de la communauté, c'est-à-dire le respect dû à l'individu et la non-malfaisance.

Mais existe-t-il un droit pour un individu de rester ignorant par rapport aux résultats des analyses sérologiques ? À supposer qu'un individu soit séropositif et qu'il dise au médecin qu'il ne voudrait pas connaître les résultats du test. Il faut faire remarquer que si un individu, de sa propre volonté, demande un test de dépistage, c'est qu'il a des raisons plausibles pour le faire et qu'au final il voudrait être confronté aux résultats. Si en prenant cette décision, la personne est sûre de ne pas faire du tort aux autres par cette ignorance des résultats, alors dans ce cas, il n'existe aucune obligation morale de faire découvrir l'état du VIH-sida. Dans ce cas, l'individu peut rester dans l'ignorance sans nécessairement entraîner le fait qu'il a le droit de le faire. On peut dire qu'une personne a moralement le droit de rester dans l'ignorance de son état du VIH-sida. Cependant, rester dans l'ignorance alors que l'on est séropositif, avec la possibilité d'endommager l'autonomie d'une tierce personne et la mettre en danger, on est moralement dans l'obligation de découvrir son état de séropositivité, et on ne saurait se cacher derrière le voile du droit que possède une personne à rester dans l'ignorance.

Il existe dans plusieurs pays une exigence de déclaration obligatoire des cas de sida au ministère de la Santé publique. Il s'agit entre autres des pays européens comme la France, l'Allemagne, l'Autriche, la Bulgarie, le Danemark, la Grèce, Israël, l'Italie, le Luxembourg, la Suisse, la Suède, la Norvège, la Finlande, certains États des États-Unis, etc.[30] Il existe par ailleurs une déclaration obligatoire dans des pays comme la Belgique des maladies vénériennes, par exemple, la syphilis, la blennorragie ; des maladies transmissibles comme le choléra, la peste, la variole, la tuberculose, la scarlatine, la lèpre, etc.[31] En Zambie, tout celui qui se présenterait dans un hôpital pour des soins, devra obligatoirement subir un test de VIH-sida. En prenant cette décision, le gouvernement voudrait éliminer le VIH-sida à l'horizon 2030. Il faut dire que durant ces dernières années, la Zambie a réduit de 70 % le nombre de nouvelles contaminations[32]. En général en Afrique, c'est durant les consultations prénatales que le dépistage est de plus en plus fréquemment proposé aux femmes dans le cadre des programmes de prévention de la transmission du virus de la mère à l'enfant.

Mais il arrive que, malgré le conseil du médecin à la personne séropositive d'informer son ou sa partenaire de sa séropositivité et de la menace qui pèse sur elle, le patient

---

[30] Cf. VANSWEEVELT, T., *Le Sida et droit. Une étude de droit de la responsabilité et de droit des assurances* (traduit du néerlandais par Hubert Bouque et Paule De Clerck), Maklu Uitgevers/Bruylant, Antwerpen/Bruxelles, 1990, p. 48-49.

[31] *Ibidem*.

[32] Cf. Le numéro 34 de *Spiegel* du 18 août 2017, p. 98.

n'arrive pas à le faire. Le médecin a-t-il alors à ce moment le droit de prendre l'initiative d'avertir la tierce personne menacée ? En le faisant, le médecin violerait le secret professionnel. Il se trouve ainsi entre l'enclume du respect du secret professionnel et le marteau des intérêts du tiers. On pourrait envisager quatre solutions[33] :

- Le médecin devra garder le secret médical : il devra tout au plus persuader le patient de mettre au courant l'état de sa situation à son partenaire.
- Le médecin devra rompre le secret professionnel. Le médecin transgresse ici la règle en mettant en avant la préservation de la vie ou de la santé d'une tierce personne. On peut donner des exemples où le secret professionnel est violé en vue de protéger l'intérêt de l'enfant dans le cas de mauvais traitements qu'on lui a infligés ; le cas des patients ayant une maladie vénérienne ou d'une maladie transmissible ; le cas d'un conducteur de train ou d'un pilote souffrant d'épilepsie ou d'hypertension grave où la sécurité des voyageurs est en jeu[34] ; on pourrait même parler du cas d'un terroriste dangereux qui fait l'objet des soins par le médecin. En Allemagne, aux Pays-Bas et en Angleterre, on fait allusion à la nécessité de violer le

[33] Cf. VANSWEEVELT, T., *op. cit.*, p. 51-53.

[34] On se rappellera l'accident du vol 9525 de Germanwings, vol régulier qui reliait Barcelone (Espagne) à Düsseldorf (Allemagne), le crash survenu le 24 mars 2015 à 9 h 41 dans les Alpes qui avait fait 149 morts. Les enquêtes avaient révélé qu'Andreas Lubitz, le copilote, 28 ans, avait délibérément dirigé l'appareil vers le sol. Plusieurs médecins avaient l'information que le pilote était malade, certains savaient même qu'il exerçait le travail de pilote. Cette information n'était pas parvenue aux autorités aéronautiques et à son employeur, la Germanwings.

secret professionnel relatif au patient séropositif qui refuserait d'aviser son partenaire.

- Le médecin a l'obligation de révéler de manière systématique la séropositivité au partenaire menacé, même si le patient est disposé à le faire.
- Le médecin devra informer le partenaire suivant certaines conditions. Si le secret professionnel entre en conflit avec une valeur supérieure, celle-ci prend la préséance. C'est ainsi que la santé et la vie d'un être humain prennent la priorité par rapport au secret professionnel. Le médecin a même le devoir de porter secours à une personne se trouvant en péril grave. Mais pour que le médecin puisse prendre ce pas, il devra être sûr que le patient refuse de mettre au courant son partenaire de son état et que réellement la tierce personne se trouve en danger.

2. *Les difficultés de l'annonce de la séropositivité en Afrique*

Il est souvent difficile pour un médecin d'annoncer la séropositivité. Cela est de plus en plus perçu comme une annonce de la mort et mal vécu alors par le (la) malade. Cette annonce se traduit par des cas de suicide, de dégradation de l'état général, de contamination volontaire de tiers, ou par la violence. C'est par des termes voilés, un message préventif que l'on annonce à un patient dépisté séropositif. Les médecins parlent dans ces cas de la protection des relations sexuelles. Le plus souvent, d'un individu séropositif, on dira qu'il a un *sang mauvais*. Mais lorsqu'il s'agit du cas de lévirat, le médecin est obligé et contraint d'informer les membres de l'entourage du séropositif ; dans ce cas, un parent ou un ami pour qu'il fasse en sorte que les veuves ne puissent pas se marier au sein de la famille. En Afrique, les femmes sont perçues comme étant des vecteurs non seulement des maladies sexuellement transmissibles (« maladies des femmes » comme l'on entend souvent dire), mais également du VIH.

Dire de quelqu'un qu'il a le sida, c'est mettre en évidence le fait qu'il a mené unc vie « désordonnée ». Dire que l'on a le sida est une honte non seulement pour soi-même, mais également pour toute la famille. C'est une question d'honneur. Et pour cette raison, ceux qui sont malades restent silencieux. Les mères savent très bien qu'un enfant issu d'une faille où un membre est séropositif ou malade, risque de subir les railleries des autres enfants.

Il serait sans doute important de parler en quelques mots de la responsabilité et de la confiance qui devrait régner dans le mariage. La maladie quelle que soit sa gravité ne devrait pas éroder cette atmosphère de convivialité.

Dans la longue histoire de l'humanité, l'homme s'est toujours positionné comme un agent à la recherche de lui-même, c'est-à-dire comme un être en charge de sa propre conduite. Et pour ce faire, il a toujours utilisé plusieurs symboles et concepts utiles dans le seul dessein de saisir la forme de sa vie pratique. Le symbole le plus connu est celui de créateur. L'homme construit à partir d'idées passant dans sa tête. Le philosophe grec Aristote résume bien dans son livre d'*Éthique à Nicomaque* une formulation qui synthétise sa pensée. Pour lui, l'art et toute investigation aussi bien que chaque action et activité de l'homme sont à la poursuite d'un bien[35]. Au-delà de

[35] Cf. ARISTOTE, *Éthique à Nicomaque*, Livre I, 1.

tout ce que l'on peut avoir comme art, il existerait un art des arts, un art qui se situe au-dessus de tout art dont la fin serait l'actualisation d'un homme de bien et d'une bonne société dont la substance, la matière serait la vie de l'homme lui-même. Pour ce philosophe grec et pour beaucoup d'autres après lui, l'homme est un être qui se crée continuellement, qui se réalise lui-même, bien qu'il n'arrive pas à le faire par lui-même. Ainsi, l'homme est maître de ses propres actes par la raison et sa volonté. Toute action est proprement humaine dans la mesure où celle-ci relève d'une volonté délibérée. La liberté de l'homme apparaîtra dans ce contexte comme une nécessité d'autodétermination par ces causes finales. Sa raison pratique devient alors sa capacité à pouvoir établir une distinction entre les fins inclusives et exclusives, entre les fins ultimes et les fins immédiates, et associer des moyens adéquats pour atteindre ces fins.

La souffrance, cependant, représente le rejet de ce qui se place au-delà de nous-mêmes, de notre approche à l'autodétermination ou l'actualisation de nos potentialités. Parce que la souffrance est la démonstration patente de la présence dans notre vie de quelque chose qui nous dépasse et qui n'est pas sous notre contrôle. Nous pouvons dire en d'autres termes que la souffrance appartient à un espace de vie dont nous n'avons pas le contrôle. Ce qui veut dire que la souffrance entre difficilement dans la sphère de l'éthique téléologique et déontologique, dans l'éthique où l'homme se présente comme créateur.

Un élément important de notre responsabilité provient du fait qu'elle est consécutive à une action réceptive. Pour prendre en charge notre responsabilité, nous essayons de répondre à la question : Que devons-nous faire ? Mais ce que nous faisons le plus souvent, c'est de savoir en premier lieu ce qui se passe autour de nous dans l'immédiateté ou de savoir ce qui nous arrive. La responsabilité repose ainsi sur l'agent qui endosse et n'abandonne pas ses actions en acceptant toutes les conséquences et toutes les réactions qui s'ensuivent.

Dans certaines circonstances, un individu est obligé d'agir à la place d'un autre. Ainsi en est-il d'un père de famille qui agit au nom de ses enfants, d'un homme d'État qui prend des décisions au nom de sa circonscription d'élection, d'un enseignant qui prend la décision de garantir un enseignement approprié à ses élèves. Un père agit et travaille, se bat et prend soin de ses enfants. Il est leur remplaçant et prend la direction des affaires. Il ne peut en aucune façon éviter la responsabilité qui lui incombe par sa paternité. Ainsi, il n'existe aucun préalable dans la responsabilité parentale. Celle-ci existe du fait que le nourrisson est là. Il ne s'agit pas d'un contrat de la part des parents ou d'une intervention libre. La responsabilité parentale s'impose et elle est irréversible.

Lorsque l'on prend la direction des affaires, cela peut ouvrir la voie à deux abus : on peut d'une part se positionner comme un absolu par rapport à l'autre ou aux autres, et, d'autre part, l'autre peut tout simplement devenir un absolu. Dans tous les deux cas, en devenant absolu, on arrive à un règne de l'exploitation et de la tyrannie. Cela veut dire en définitive que seul un homme désintéressé peut agir de façon responsable.

Si nous parlons ici des relations entre les hommes, il faudra éviter que les choses ne deviennent maîtresses des hommes. Nous voyons les hommes prendre des engagements pour une cause déterminée : la vérité, le bien, la justice, la beauté, etc. Mais il faut toujours se garder à l'esprit que même les plus hautes valeurs morales doivent être soumises à l'homme. Il est parfois possible que l'on arrive à la déification de toutes ces valeurs qui n'ont aucun lien avec la responsabilité. La responsabilité que l'on pourrait avoir envers un objet, une chose ne veut pas dire son utilisation par l'homme, mais plutôt que sa réalisation essentielle soit dirigée vers l'homme. L'homme responsable n'impose rien à la réalité. Mais ses actions sont en accord avec la réalité.

Dans un couple idéal, il y a un libre-échange, complet et définitif des dons entre deux adultes et des personnes libres et mûres de sexe différent. Lorsqu'ici nous parlons de sexe, il ne s'agit pas de considérer uniquement une certaine structure physique, anatomique et fonctionnelle de la chose. Il s'agit aussi et surtout d'une condition qui implique et influence la personne dans son entièreté, dans ses émotions, dans sa manière de pensée et d'émettre des jugements, bref dans sa *Weltanschauung*. Le sexe représente une approche psychologique d'une personne lui permettant de réaliser des nombreuses relations avec les autres et des nombreuses activités. Un homme n'est réellement homme capable d'aimer effectivement une femme que dans la mesure où il peut être en possession de manière consciencieuse de certaines capacités à prendre des initiatives et de diriger les affaires. En Afrique précisément, un homme n'est homme que dans la mesure où il est capable de prendre soin de sa femme, de ses enfants et de leur offrir un toit. Une femme ne pourrait jouer le rôle de femme que si elle arrive à comprendre et à accepter sa féminité avec ses traits particuliers de réceptivité et de maternité.

On ne saurait proposer ici une interprétation utilitariste de la sexualité et du sexe. Les utilitaristes considèrent la justification de la sexualité et du sexe dans leur fonction sociale, c'est-à-dire la procréation, la conservation de la race ou de l'espèce, l'expansion temporelle de l'homme dans sa descendance. L'aspect merveilleux de la sexualité va au-delà de la procréation. Celle-ci ne pourrait être la fonction première de la sexualité, sinon on risque de considérer la femme uniquement comme mère d'enfants. La femme deviendrait ainsi un instrument de la survie de la lignée.

Malgré tout, il faudrait tenir compte de la haute autorité de la conscience. Celle-ci refuse de sacrifier son intégrité au profit d'une autre valeur. Elle refuse par conséquent d'être chargée de culpabilité par égard pour un autre individu. Une certaine responsabilité qui obligerait une personne à agir contre sa conscience serait condamnable. On ne saurait agir contre sa propre conscience. La conscience provient de la volonté propre de l'homme et de sa propre raison. La conscience provient d'une profondeur qui se situe au-delà de la volonté propre de l'homme et de sa propre raison. La conscience surgit comme une mise en examen à cause de la perte d'unité et comme une mise en garde contre la perte de soi-même. La conscience est dirigée vers un mode particulier d'être. Elle élève des protestations contre une certaine façon de faire qui met en danger l'unité de l'être par rapport à lui-même.

Si nous envisageons la conscience de cette manière, il sera inopportun d'agir contre son autorité, de ne tenir aucun compte de l'appel de la conscience ; cela occasionnera à coup sûr la destruction de son être et entraînera aussi le déclin et l'effondrement de l'existence humaine. Une action contre sa propre conscience équivaut à une action suicidaire contre sa propre vie. Une action dite responsable qui utiliserait la violence sur la conscience serait blâmable.

L'appel à la conscience a lieu lorsque l'unité de la personne se trouve en danger. L'unité de l'homme est constituée de son propre *ego*. C'est ainsi que, lorsque l'homme fait appel à sa conscience, cela dénote une tentative de l'*ego* de se justifier lui-même dans sa connaissance du bien et du mal en face des hommes et en face de lui-même, ainsi que pour rassurer sa propre durée dans son autojustification.

La responsabilité et la liberté sont des concepts analogues. La responsabilité présuppose la liberté ; et celle-ci ne consiste qu'au fait d'être responsable. La responsabilité est ainsi la liberté que l'homme reçoit uniquement dans son obligation envers l'homme qui est en face de lui. La preuve de la liberté de l'homme est le fait que personne n'a des comptes à lui rendre, rien ne peut le disculper à part lui-même et ses propres actes. C'est lui-même qui doit remarquer, juger, mettre en balance, décider et agir. C'est l'homme lui-même qui doit faire un examen de ses intentions, de ses perspectives, de la valeur et des objectifs de son ou de ses acte(s).

La relation entre un homme et une femme n'est pas que sexuelle. Il s'agit d'une relation exclusive où l'on découvre son propre mystère en découvrant le mystère de l'autre ; où l'homme se découvre lui-même en découvrant sa femme. L'engagement sexuel est une forme unique de fidélité humaine. Mais la notion de fidélité est plus généralisée que l'engagement, plus constitutive que ce que veut dire être homme. La vraie fidélité n'est pas stable et contraignante ; elle est active et créative. Elle désire satisfaire l'autre en se satisfaisant. C'est ainsi que dans le mariage, il y a toujours un développement mutuel l'un envers l'autre ; une appartenance mutuelle, une sollicitude tout affectueuse de l'un envers l'autre. La sexualité est ainsi exprimée et confirmée à l'intérieur de ces aspects plus larges de l'être humain.

Nous allons terminer ce point en nous posant plusieurs questions sur la responsabilité dans le couple et les devoirs subséquents d'une union matrimoniale. Pour qui et en quoi suis-je responsable ? Suis-je seulement responsable envers moi-même pour la plus grande satisfaction de mes plaisirs physiques ? Suis-je uniquement responsable d'une autre personne en vue de la préservation de son intégrité morale ou en vue de la réalisation de ses désirs ? Si j'accepte la responsabilité avec toutes les conséquences provenant de mon activité sexuelle, l'éventualité d'une grossesse est-elle la seule conséquence qui soit inclusive dans les considérations morales ? Dans quelle mesure l'acceptation de la responsabilité exige-t-elle une certaine expression d'engagement d'une personne envers l'autre ? Quel genre d'engagement semble le plus responsable : un mot bienveillant pour adoucir la séduction ou un mot pour apaiser notre conscience ?

3. *Conclusion*

Ceux qui travaillent sur le terrain des soins de santé, et particulièrement les médecins, savent qu'ils sont tenus à respecter la confidentialité des informations personnelles concernant la santé de leurs malades. Faudra-t-il garder cette confidentialité lorsqu'il s'agit du VIH-sida ? Lorsqu'une personne est séropositive, faut-il en informer la femme ou l'homme qui entretient des relations sexuelles avec cette personne ? Du point de vue déontologique, le médecin ne porterait-il pas atteinte au bien-être du patient ? En prenant librement la décision de faire le test du VIH-sida, la personne devra tenir compte des implications de sa décision. Cela veut dire en substance qu'il devra entre autres faire part à son (sa) partenaire du résultat des examens sérologiques. Tout compte fait, le médecin est tenu à protéger ceux qui sont en danger et qui, par conséquent, ont le devoir de recevoir les informations appropriées. Il faudrait toutefois se garder de faire de l'être humain un moyen au service de la société. Certains pays européens ont érigé une obligation légale, la déclaration des cas de sida et de certaines maladies sexuellement transmissibles au ministère de la Santé publique. Faudra-t-il faire de même en Afrique ?

Il est souvent difficile d'annoncer les cas de séropositivité en Afrique. Cela est dû du fait que cette annonce est souvent perçue comme une annonce de la mort. Cette annonce se traduit dans la plupart des cas par le suicide, la violence ou la contamination volontaire. Celui qui a le sida, dit-on, possède un mauvais sang et est considéré comme quelqu'un qui a mené une vie désordonnée. Le sida étant une honte non seulement pour celui qui est infecté, mais également pour toute la grande famille, les malades sont obligés de rester silencieux et de ne pas révéler l'état de leur séropositivité.

CHAPITRE IV

Le sida en Afrique

En vue de mieux saisir la portée de la maladie, il est appréciable de comprendre la notion de la famille africaine et la perception de la maladie dans le milieu culturel de l'Afrique. C'est vrai que la maladie se contamine de manière individuelle, mais l'individu vit dans une famille. Il faut s'appuyer sur la participation financière non seulement du malade lui-même, mais également de la grande famille pour faire face au coût élevé du traitement de la maladie. La famille est la mieux placée pour protéger ses membres de l'infection et leur apporter compassion et soutiens à ceux qui sont contaminés par le virus. La solidarité familiale se comprend comme soutien à la fois matériel et moral aux malades. Actuellement, cette solidarité est mise à l'épreuve à cause de la précarisation et du processus d'individualisation. Malgré tout, l'Afrique, et plus spécialement les femmes sont les plus touchées par la maladie.

1. *La famille africaine : une notion complexe et toujours en changement*

La famille forme la base de la société dans laquelle chaque individu commence sa vie et reçoit sa première éducation.

Nous trouvons deux modèles de famille en Afrique qui existent en même temps. Il s'agit d'une structure patrilinéaire et d'une structure matrilinéaire. Dans la structure patrilinéaire, les enfants dépendent de la famille de leur père et celui-ci est chargé de l'essentiel du pouvoir des responsabilités vis-à-vis d'eux ; dans l'autre, c'est le lien lignager qui a le dessus sur le lien conjugal, accordant, compte tenu de la situation, le pouvoir à l'oncle maternel d'avoir une autorité supérieure à celle du père par le sang.

Il existe dans la famille africaine des multiples alliances symboliques et biologiques. Ce qui a comme conséquence le fait que personne ne peut dire ni où commence ni où se termine une famille. Le terme de famille est souvent chargé des connotations affectives et éthiques que dans presque chaque famille, on rencontre des personnes que l'on accepte comme parents, sans que personne ne puisse dire exactement le degré ou la nature de leur lien avec l'enfant. Dans certaines tribus, les morts, les vivants et ceux qui vont naître font tous partie de la grande famille.

Lorsque l'on parle de famille nucléaire, il s'agit en fait d'un couple de parents et de leurs enfants. La famille élargie correspond aux parents proches (grands-parents, oncles/tantes et cousins) qui vivent souvent dans le voisinage. On peut dire que la famille est l'ensemble des personnes qui sont issues d'un auteur commun réel ou fictif et constituées d'un lien affectif entre elles par le mariage et la filiation. C'est le mariage qui crée ainsi la famille. Le mariage n'est pas un contrat entre deux individus mais un pacte approuvé par deux familles.

Dans la tradition africaine, l'individu ne peut exister que par rapport à sa société dont il est issu. C'est à travers les relations avec les autres personnes de sa communauté qu'il devient conscient de ses devoirs et responsabilités. C'est également au sein de sa communauté qu'un individu reçoit des rôles dans les différentes étapes de la vie en fonction de son âge, de son sexe et de son statut social.

Nous assistons actuellement à l'éclatement de la famille africaine dû principalement à l'exode rural. On assiste à des nouvelles structures familiales qui proviennent du phénomène migratoire. Avec la mondialisation, nous voyons de nouvelles formes de migrations. Les Africains cherchent de meilleures opportunités économiques en Europe, aux États-Unis, au Moyen-Orient, en Australie, au Canada et ainsi de suite. Pour la plupart de ces Africains qui quittent leur continent, la migration est une réponse à la pauvreté qui affaiblit les économies africaines, tout comme elle est également une lutte contre les formes implicites et explicites d'oppression politique. Il faut signaler aussi la longue série de guerres civiles, conflits et l'instabilité politique en Afrique qui a aidé dans une large mesure aux déplacements des populations et à la désintégration de la famille africaine. Ces déplacements des populations représentent une lame à double tranchant pour les familles, dans la mesure où elles peuvent fournir des bénéfices économiques à travers les envois de fonds surtout si un ou plusieurs membre(s) de la famille sont à l'étranger, mais brisent dans le même temps les liens sociaux qui soutiennent les familles. Une autre calamité publique qui a conduit à l'affaiblissement et même à la destruction de la famille africaine est la violence domestique. Jadis espace sûr de cohésion et d'harmonie, la famille est devenue aujourd'hui un lieu d'affrontements, de douleur, d'abus, d'indifférence et d'autodestruction. La plupart des mariages aujourd'hui sont contractés en dehors des familles élargies, dans la mesure où les couples vivent loin de leurs familles. Ces familles sont enclines à être individualistes et les couples ne jouissent plus des conseils des générations précédentes.

2. *Représentation et la perception de la maladie du point de vue culturel*

L'expérience sexuelle permet aux femmes de garder le mari, d'après certaines traditions africaines. C'est ainsi que les parents ne sont pas trop regardants envers leurs filles qui ont des relations sexuelles hors mariage. On accorde par conséquent une faible importance à la virginité. Les expériences sexuelles sont envisagées dans la mesure où les filles seront à même de satisfaire leur futur mari au lit. Très tôt, les filles apprennent de leur mère et parfois de l'expérience des sœurs aînées la conduite à mener avec le mari au lit. Les adolescentes, qui appartiennent à cette société ayant des mœurs sexuelles permissives et l'ouverture aux valeurs modernes véhiculées par la télévision, la radio et l'Internet, ont plus de possibilités de s'engager dans l'activité sexuelle à risque.

L'environnement socioculturel et économique détermine les comportements sexuels des jeunes. Le comportement sexuel provient souvent d'une influence exercée par les mœurs sexuelles traditionnelles auxquelles l'on adhère. À cause des valeurs modernes véhiculées par cette ouverture au monde, les jeunes filles qui habitent les grandes cités entrent plus précocement dans l'activité sexuelle que celles qui vivent dans le milieu rural. En plus, les relations amicales sont plus étendues en milieu urbain qu'en milieu rural. Ce qui accroît l'éventualité de nombreuses rencontres.

Le sida reste non seulement une maladie, mais il est considéré surtout comme étant un événement malheureux que l'on doive au mauvais sort. La maladie est toujours appréhendée comme extérieure à l'individu. La maladie prend son origine d'ailleurs, elle est provoquée par une force extérieure ou une personne étrangère, avec comme seul objectif de nuire à la personne.

La société africaine marche suivant deux répertoires culturels distincts : un répertoire traditionnel et un répertoire culturel moderne. Un répertoire culturel veut dire ici, un ensemble de valeurs, de normes, de modèles, de rôles, de manière d'agir et de réagir à partir desquels les individus vivant dans la société conduisent leurs dispositions relatives à leurs actions, leur conduite habituelle. C'est ainsi que la maladie et la guérison sont vécues et pensées à partir de ces deux répertoires, traditionnel et moderne. Les deux répertoires sont étroitement liés.

Lorsqu'un individu est malade et qu'il possède des possibilités financières, il va voir un médecin parce que la maladie lui apparaît comme étant l'équivalent d'une nature qui est intérieure à lui sous la forme d'un microbe ou d'un virus. Si cet individu se trouve rétabli, il s'arrête à cette forme de médecine.

Mais dans le cas où la maladie tarderait à guérir ou tout simplement ne guérit pas, l'individu malade fait appel à une autre forme de médecine qui peut être soit religieuse, soit occulte. La maladie est considérée comme étant une punition de Dieu. C'est à cause du péché que l'individu est tombé malade. Et pour cela, il faudrait rétablir la relation avec Dieu en vue d'obtenir la guérison. Cette relation à Dieu se rétablit du moment que le malade change son comportement en faisant du bien autour de lui.

On tombe malade également lorsqu'il y a l'intervention d'une main invisible, d'une personne mal intentionnée et souvent lorsqu'il y a la sorcellerie. L'individu est malade parce qu'il y a dans son corps quelque chose d'anormal ; parce qu'il s'est mal comporté vis-à-vis de sa coutume, de ses ancêtres ou des vivants, ou parce qu'il est victime d'une agression sorcière. Le guérisseur traditionnel fait un diagnostic général de son corps, de ses comportements et de ses relations conjugales, professionnelles, sociales, familiales, etc., pour prescrire en conséquence un traitement adapté.

Les maladies fréquentes n'ayant aucune gravité corporelle et psychique et qui sont la conséquence des agents pathogènes bien connus ou à des âges de vie comme la diarrhée, les parasitoses intestinales, la rougeole, le paludisme, sont considérés comme des dysfonctionnements naturels relevant des simples traitements médicaux dans les structures médicales ou chez le guérisseur herboriste. Mais des troubles graves comme le sida, le cancer et autres maladies rares et des maladies, qui refusent de répondre aux traitements modernes, sont considérés comme étant d'origine surnaturelle, et dépendent presque exclusivement d'un traitement médical adapté, possédant les aptitudes nécessaires de traiter non seulement les symptômes mais aussi la cause profonde du mal.

3. *Les Femmes et le sida en Afrique*

Les femmes africaines présentent des risques très élevés d'infection. Lorsque nous parlons de risque, il est souvent question de possibilités de perte. Une perte de son état antérieur de santé. Les gens qui sont amoureux et en intimité sont moins portés à se protéger. Par contre, lorsque les relations sont moins intimes et plus éloignées, on a tendance à adopter des pratiques sexuelles plus saines. L'amour et l'intimité protègent les relations et donnent aux individus une sorte de stabilité. Les gens peuvent avoir des rapports sexuels non protégés parce qu'ils considèrent leurs relations comme étant sérieuses ; et faire l'amour sans préservatif semble être très agréable et cela manifeste en même temps l'engagement, la confiance et l'amour entre les partenaires. C'est ainsi qu'une personne qui désire désespérément un enfant aura des rapports sexuels avec son partenaire et trouvera rationnel le fait de répondre à son souhait, même si en le faisant, elle contamine son partenaire.

Les femmes représentent 59 % des adultes ayant le VIH-sida. Les jeunes femmes de 15 à 24 ans ont deux à six fois la possibilité d'être infectées que les jeunes garçons[36]. Plusieurs facteurs justifient cette expérience observable. En premier lieu, lorsque l'on observe la contamination par voie hétérosexuelle qui est au centre de l'épidémie en Afrique, les femmes sont de plus en plus sujettes à la propagation du virus VIH que les hommes, car on remarque qu'une femme a plus de chance d'être infectée par un homme séropositif que l'inverse. Et cela à cause de leur plus grande vulnérabilité biologique, mais aussi

---

[36] Cf. UNAIDS, *2006, Report on the Global AIDS Epidemic*, http://data.unaids.org/ pub/GlobalReport/2006/2006_GR-Executive_Summary_en.pdf; cité par METTI AMIRTHAM, *Women Confronting Stigma in Tamil Nadu*, *in:* IOZZIO, M.J., DOYLE ROCHE, M.M. & MIRANDA, E.M. (eds.), *Calling for Justice Throughout the World: Catholic Women Theologians on the HIV/AIDS Pandemic*, The Continuum International Publishing Group Inc./The Continuum International Publishing Group Ltd, New York/London, 2008, p. 174-182, ici à la page 175.

du fait d'un moindre degré d'instruction et d'un statut social inférieur. Comme le virus passe plus facilement à travers les membranes du vagin, spécialement les membranes immatures des jeunes femmes, les femmes ont sept fois plus de probabilités d'être infectées par le virus lors des relations sexuelles avec un homme infecté[37]. En effet, l'appareil génital féminin comporte une plus grande surface de muqueuses découverte aux sécrétions sexuelles et aux microtraumatismes, et lorsqu'il y a infection par le VIH, le sperme contient une concentration plus élevée de virus que les sécrétions vaginales. On sait par ailleurs aujourd'hui que les autres maladies sexuellement transmissibles sont à la base de manière non négligeable à l'expansion du VIH. Cependant, ces maladies sexuellement transmissibles occasionneraient des lésions générales graves ou fréquentes chez les femmes qui seraient pour elles un élément additionnel d'un danger de contamination[38], qui plus est ces lésions ne se font pas remarquer et peuvent être mal soignées, que ce soit par absence, manque ou insuffisance de moyens ou parce qu'elles n'en aperçoivent pas le besoin ou l'obligation. On pense que les infections augmenteraient la possibilité d'être infecté par le

---

[37] Cf. KARIM, Q.A., *Addres to International AIDS Conference*, Bangkok, July 17, 2004; cité par PATTERSON, A.S., *The Politics of AIDS in Africa*, Lymne Rienner Publishers, Inc., Boulder, Colo./London, UK, 2006, p. 9.

[38] Cf. CARAEL, M., *Women Vulnerability to STD/HIV in Sub-Saharan Africa: an Increasing Evidence*, Communication présentée au séminaire *Women and Demographic Change in Sub-Saharan Africa*, Commission de l'UIESP sur le statut de la femme et la population, Dakar, 6-13 mars 1993 ; cité par DOZON, J.-P. & GUILLAUME, A., *Contextes, conséquences socio-économiques et coûts du sida, in:* VALLIN, J. (éd.), *Populations africaines et sida*, Éditions La Découverte, Paris, 1994, p. 179-223, ici à la page 196. Voir également MOTHSHEDISI SEBITLOANE, H., *HIV and Gynaecological Infections*, in: *Best Practice & Research Clinical Obstetrics and Gynaecology*, 19, 2 (2005): 231-241.

VIH par la perte des lactobacilles protecteurs H_2O_2, par la perturbation de la barrière épithéliale ; par la sélection et la stimulation des cellules susceptibles, ou par la réplication renforcée du VIH[39]. Finalement, les femmes sont apparemment plus menacées d'infection par voie sanguine que les hommes du fait que les anémies et les problèmes de gestation et d'enfantement exigent habituellement des transfusions sanguines[40].

Une prostitution occasionnelle, provisoire ou régulière est pour la femme et ses enfants une source des moyens de subsistance et même quelquefois un moyen de grossir les revenus et d'améliorer leur vie ordinaire. C'est le cas des jeunes femmes scolarisées ou étudiantes qui se prostituent pour payer leurs études. C'est le cas aussi de ces femmes qui accordent des faveurs sexuelles pour acquérir un job. Pour payer des biens de consommation ou les coûts de scolarité, des jeunes femmes s'adonnent facilement à des personnes souvent d'un certain âge, en couple et riches. Ces différentes circonstances et accointances placent les femmes sous la menace des maladies sexuellement transmissibles et du sida.

Lorsque leur conjoint meurt, beaucoup de femmes, dès lors qu'elles n'ont pas accès à l'héritage et parfois si en outre elles sont blâmées publiquement et violemment par leur entourage, font appel à des manières familières d'agir pour leur

[39] Cf. MOTHSHEDISI SEBITLOANE, H., *HIV and Gynaecological Infections*, in: *Best Practice & Research Clinical Obstetrics and Gynaecology* 19, 2 (2005): 231-241, ici à la page 231.
[40] Cf. DE BRUYN, M., *Women and Aids in Developing Countries*, in: *Social Science and Medicine* 34, 3 (1992): 249-262; cité par DOZON, J.-P. & GUILLAUME, A., *Contextes, conséquences socio-économiques et coûts du sida, in:* VALLIN, J. (éd.), *Populations africaines et sida*, Éditions La Découverte, Paris, 1994, p. 179-223, ici à la page 196.

conservation[41] entre autres en se prostituant, pouvant devenir par-là porteuses de risques de l'extension et de la transmission du virus. Elias K. Bongmba[42] rapporte le cas culturel à l'ouest du Kenya dans la région de Nyanza où les femmes Luo veuves sont obligées de passer par un rite de purification. Ce rite consiste à avoir des relations sexuelles avec un homme après la mort du mari.

Evelynes Kawango Agot explique clairement à ce sujet ce qui se passe chez les Luo[43]. Pour elle, le terme de veuve chez les Luo n'est pas du tout approprié, dans la mesure où chez les Luo, la femme qui perd son mari est tout simplement appelée « la femme d'un membre de famille défunt ». La veuve continue de vivre dans la maison de son mari défunt et aucun homme ne peut vivre avec elle dans cette maison car une femme ne peut enterrer deux hommes dans la même parcelle. Le nouvel homme qui va vivre avec elle est un homme qui prend soin d'elle. Et c'est de cette manière que la femme s'en réfère. Elle ne peut pas être héritée comme une propriété et ne peut se remarier dans la mesure où elle n'a jamais divorcé. Les avantages de la veuve chez les Luo comprennent l'aide financière, la possibilité d'avoir des enfants si elle n'en a

---

[41] Cf. BARNETT, BLAIKIE, P., *Aids in Afrika. Its Present and Future Impact*, Belhaven Press, London, 1992, [p. 193] ; cité par DOZON, J.-P. & GUILLAUME, A., *Contextes, conséquences socio-économiques et coûts du sida*, *in:* VALLIN, J. (éd.), *Populations africaines et sida*, Éditions La Découverte, Paris, 1994, p. 179-223, ici à la page 198.
[42] Cf. BONGMBA, E.K., *Facing a Pandemic. The African Church and the Crisis of AIDS*, Baylor University Press, Waco, Texas, 2007, p. 15.
[43] Cf. KWANGO AGOT, E., *Widow Inheritance and HIV/AIDS Interventions in Sub-Saharan Africa: Contesting Conceptualizations of "Risks" and "Spaces" of Vulnerability*, Ph.D. Dissertation, University of Washington, 2001 ; cité par BONGMBA, E.K., *Facing a Pandemic. The African Church and the Crisis of AIDS*, Baylor University Press, Waco, Texas, 2007, p. 108.

jamais eu, et l'accès au rite sexuel qui se passe d'habitude au début de la saison de culture.

Dans ce rite sexuel, comme nous l'avons indiqué plus haut, la veuve a des relations sexuelles avec un autre homme avant la saison de culture en vue de respecter la tradition qui a été établie par la première femme du premier ancêtre Luo, Ramogi, qui avait donné l'ordre que toutes les femmes puissent avoir des droits conjugaux. Le rituel établit un lien entre le sexe et la nourriture, un abri et la continuation représentée de la reproduction biologique et sociale de la communauté. Les veuves ne peuvent se soustraire à ce rite, et pour cette raison, il est nécessaire pour la veuve de se trouver un partenaire en vue d'accomplir ce rite de manière à ce qu'elle puisse continuer à participer au cycle agricole.

Mais dans la société Luo actuelle, une femme qui est déjà à l'âge de la ménopause et qui n'est plus sexuellement active ; une femme qui est économiquement active ; une veuve qui est éduquée et qui est émancipée par rapport à l'héritage ; toutes ces femmes tombent difficilement dans le schème de l'héritage Luo et du rite sexuel.

Au centre de la fécondité qui reste jusqu'aujourd'hui une valeur en Afrique, la femme demeure la moule de reproduction. Malgré la pandémie de sida, la fécondité reste toutefois élevée en Afrique. Elle est une valeur importante dans les sociétés africaines. Avoir de nombreux enfants est un signe de réussite sociale. Et les parents espèrent toujours être soutenus de leurs descendants durant leurs vieux jours. Élevée dans une société fortement patriarcale, avec une tradition ancrée à la polygamie et des idées machistes de la masculinité, avec un accent sur le devoir de la femme de porter des enfants, la femme africaine ne possède presque pas de droits d'exiger la fidélité à son mari ou de lui demander d'utiliser un préservatif, ou de lui refuser les relations sexuelles. En plus, sa dépendance économique vis-à-vis de son mari affaiblit davantage sa situation.

Cet habitus de la fécondité est largement véhiculé par les femmes qui pensent devenir femmes qu'en donnant naissance à une progéniture. Et même le décès d'enfants pousse les femmes à les remplacer. Mais la scolarisation des filles intervient de plus en plus dans la prévention du sida et dans l'utilisation des méthodes contraceptives. Avoir un cursus scolaire, habiter la ville et avoir un emploi rémunérateur pousse les femmes à avoir aisément accès à l'information et de s'en servir.

Nous pouvons dire en résumé que les femmes sont plus touchées par le sida pour plusieurs raisons. Le virus s'introduit aisément à travers les membranes du vagin, particulièrement par les membranes encore en développement des jeunes femmes lors des relations sexuelles avec un homme infecté. En plus, les autres maladies sexuellement transmissibles seraient la cause des lésions graves dans les organes sexuels de la femme, ce qui ajouterait un élément additionnel d'infection. Lors de la gestation et l'accouchement, les femmes, à cause de l'anémie qui y survient souvent, ont besoin de transfusion sanguine ; ce qui augmente le risque de contamination. Une prostitution fortuite, momentanée ou habituelle place les femmes en danger constant d'infection des maladies sexuellement transmissibles et du sida. Le lévirat et le rite sexuel augmentent la possibilité d'infection.

4. *Pourquoi l'Afrique est-elle le continent le plus touché par le VIH-sida ?*

On peut parler de l'aspect démographique du sida. Avant le vingtième siècle, le continent africain était considéré comme étant sous-peuplé à cause de son environnement hostile, les conditions climatiques et physiques rudes et l'histoire de son exploitation par les colonisateurs. Durant le vingtième siècle, nous assistons à un renversement de situation. Beaucoup de changements dans le domaine médical et autres ont fait reculer toutes ces contraintes des siècles écoulés et la population a commencé à augmenter de cinq, six, voire de sept fois durant le vingtième siècle. Dans les années 1980, la population subsaharienne augmentait d'environ 3,1 % par an. C'est juste à ce moment que le VIH sida devint une pandémie en Afrique. Cette croissance est la base de l'émergence des grandes villes comme Lagos, Kinshasa et Abidjan, où des réseaux d'échange des partenaires sexuels étaient suffisamment développés pour permettre au VIH-sida d'atteindre des proportions épidémiques. La rapide croissance démographique surtout des jeunes gens va favoriser l'expansion du VIH-sida.

L'inégalité des sexes et le comportement sexuel sont parmi les plus importantes et les plus controversées situations causant l'épidémie. La plupart des hommes africains ont des partenaires occasionnels. Il faut ajouter à cette situation la présence des maladies sexuellement transmissibles qui augmentent la chance d'avoir le VIH-sida. On pense également que l'absence de circoncision dans certaines parties de l'Afrique explique la haute prévalence de la maladie. On relève aussi parmi les causes, le manque de possibilités économiques pour les femmes qui les permettraient de se protéger contre la maladie. Un autre point est l'écart d'âge entre les partenaires, provenant de la pauvreté de la femme et des traditions polygamiques, peut jouer un rôle important dans la transmission de la maladie entre les groupes d'âge.

On peut parler du poids de la tradition et de certaines pratiques culturelles qui peuvent faciliter la contamination et favoriser l'expansion du VIH-sida. C'est entre autres le lévirat ou le sororat, l'excision, les scarifications, l'allaitement des enfants par une autre femme que leur mère.

Un facteur principal qui fait que l'épidémiologie et la transmission du VIH-sida diffèrent de la plupart des maladies sexuellement transmissibles est le fait que le VIH-sida se transmet généralement de façon faible par voie de relations sexuelles en l'absence des facteurs facilitateurs[44]. Et parmi ces facteurs, nous trouvons le style de partage sexuel et la prévalence des personnes qui ont régulièrement des rapports sexuels avec plusieurs personnes. À cela s'ajoutent les maladies sexuellement transmissibles qui laissent des lésions dans l'épithélium génital ou rectal comme l'herpès ou la blennorragie peuvent facilement faciliter la transmission du VIH-sida. Et ces maladies sont presque endémiques en Afrique.

Il existe des facteurs qui jouent un rôle important dans la propagation de la maladie : l'urbanisation accélérée des villes africaines, le travail d'immigrés, les désastres causés par l'homme

---

[44] Cette position qui est avancée par CHIN, J., *The AIDS Pandemic: The Collision of Epidemiology with Political Correctness*, Radcliffe Publishing, Oxford/Seattle, 2007, p. 175, est battue en brèche par l'Organisation mondiale de la Santé (OMS) et particulièrement par la position de l'UNAIDS qui maintient toujours que la pauvreté, la discrimination et le manque d'accès aux soins de santé sont des facteurs essentiels qui déterminent la prévalence élevée du VIH-sida dans les pays en développement.

comme les guerres qui deviennent presque endémiques en Afrique, la famine, etc., le commerce dont le tourisme sexuel et le mouvement des camionneurs qui passent les frontières dans plusieurs parties du continent africain. Les hommes qui sont obligés d'aller chercher un boulot en ville loin de leurs familles, et trouvent l'occasion de s'engager dans des nouvelles relations sexuelles dans des milieux où le commerce du sexe est très répandu. Une fois qu'ils ont été infectés dans ces circonstances, ils peuvent infecter leurs femmes et d'autres partenaires. Il faut à cela ajouter la pauvreté[45]. La pauvreté et le VIH-sida sont liés dans un cercle vicieux. Elle est à la fois comme cause et comme conséquence du VIH-sida. Du fait de la pauvreté, les citoyens sont plus préoccupés des besoins les plus pressants du moment et s'engagent dans des comportements qui peuvent les conduire à être infectés par le VIH-sida. Par ailleurs, le VIH-sida augmente la pauvreté d'un individu et de la maisonnée. Il existe une relation évidente entre la pauvreté et les maladies épidémiques transmissibles. Dans le même temps, une maladie épidémique, comme n'importe quelle maladie, pourrait facilement augmenter la pauvreté. C'est ainsi que la prévalence du VIH-sida est fortement corrélée avec la baisse de la consommation de calories, la baisse de la consommation de protéines, de la répartition très inégale des revenus et des autres facteurs habituellement associés à la prédisposition à une maladie infectieuse transmissible[46]. La chaîne de causalité va des facteurs macroéconomiques qui

---

[45] Cf. VAN DER VLIET, V., *The Ecology of South Africa's AIDS Epidemic*, in: *Pulse Track* 15th July 1999, p. 1-4 ; cité par VAN NIEKERK, A.A., *Moral and Social Complexities of AIDS in Africa, in:* VAN NIEKERK, A.A. & KOPELMAN, L.M. (eds.), *Ethics & AIDS in Africa*, Left Coast Press, Inc., Walnut Creek, CA, 2005, p. 53-70, ici à la page 55.
[46] Cf. STILLWAGON, E., *HIV Transmission in Latin America: Comparison with Africa and Policy Implications*, in: *South African Journal of Economics* 68, 5 (2000): 985-1011.

conduisent à la pauvreté dans la communauté, les ménages et au niveau individuel, vers la capacité du système immunitaire de chaque individu. Il est pour le moment évident avec l'aide de la biologie cellulaire de constater que les mécanismes qui relient la malnutrition aux maladies parasitaires affaiblissent les réponses immunitaires spécifiques et non spécifiques en baissant l'intégrité épithéliale et l'efficacité des cellules dans le système immunitaire. Des pathologies liées à la pauvreté comme la malnutrition protéino-énergétique, l'anémie due à une carence en fer, la carence en vitamine A, sont des maladies qui diminuent la résistance à la maladie. La pauvreté a ses effets secondaires comme la prostitution. On est obligé de vendre son corps pour subvenir aux besoins de la famille et pour survivre. À cela, il faut ajouter les mauvaises conditions de vie, le manque d'accès à l'éducation et aux soins de santé. Tout cela peut contribuer à l'expansion du VIH-sida en Afrique.

On pourrait considérer le VIH-sida comme étant un problème de justice, dans la mesure où il existe des relations sociales qui permettent sa propagation et ne réussissent pas à soulager la maladie. Il existe des relations de pouvoir et de vulnérabilité qui se posent en violation de la justice et du bien commun.

L'instabilité politique ainsi que les nombreux conflits armés à travers le continent ont aussi contribué à une plus grande vulnérabilité des personnes, face au VIH-sida. Les conflits armés déplacent des populations, suite à l'instabilité politique, ce qui fait que ces personnes déplacées sont contraintes à vivre dans une grande promiscuité ; tandis que les conflits et les guerres occasionnent des actes de barbarie comme les viols, susceptibles de transmettre le virus. C'est le cas de la guerre ethnique et du génocide au Rwanda, en 1994, où l'on a assisté à la contamination de beaucoup de jeunes femmes et filles.

Il est vrai que l'infection du virus dépend grandement du comportement individuel, spécialement des contacts sexuels et de l'utilisation des drogues. Mais, cela obscurcit le fait que les comportements qui aident à la transmission du VIH-sida sont fortement influencés par les conditions sociales dans lesquelles on vit. On peut parler, par exemple, du choix que l'on fait de s'engager dans différents types de comportement, comme la fidélité dans le mariage pour un(e) partenaire infecté(e) et un style de vie sain – cela ne sera possible que seulement si les circonstances sociales dans lesquelles on vit n'offrent pas également d'autres possibilités réelles.

Les conditions dans lesquelles vivent ceux qui sont atteints du VIH-sida en Afrique sont déplorables : il n'existe presque pas d'accès à l'eau potable, le manque d'accès aux soins de santé de base et les soins périnataux, une éducation primaire, une nutrition adéquate, une hygiène publique convenable. Lorsque les gens manquent d'accès aux moyens de subsistance de base, leur bien-être social va évidemment se détériorer. À cause de la pauvreté, les gens manquent d'accès social pour avoir des moyens pour prévenir et éviter des menaces spécifiques contre leur santé. Cela implique aussi la capacité d'éviter de se faire infecter par le VIH-sida. Le faible accès aux médicaments et traitements antirétroviraux aggrave également la situation.

L'Afrique était-elle prête à combattre la maladie ?

Dans les années 1980, l'Afrique devait combattre des épidémies du passé et les infections du présent. La vaccination de masses contre la rougeole, la polio et les autres maladies infectieuses, était la préoccupation médicale la plus importante dont l'Afrique faisait face durant toute la décennie. Dans certains pays africains, la lèpre est encore présente. La maladie d'Ebola est récurrente dans certaines régions. Ne parlons pas de la malaria qui fait encore plus de décès que le VIH-sida aujourd'hui[47].

Beaucoup de régimes essayèrent de se distancier de la pandémie. Le fait que la communauté scientifique reconnaissait que le VIH-sida prenait son origine de certains singes africains, était considéré comme une sorte de racisme et insultant par des politiciens nationalistes.

Mais, vers la moitié des années 1980, les gouvernements prirent la décision de faire face à l'épidémie en prenant des mesures qui pouvaient contrecarrer l'épidémie en formant des comités composés des médecins pour combattre la maladie.

Pourtant, dans la tête de beaucoup d'Africains, le VIH-sida est considéré comme étant d'origine d'envoûtement, et donc de la sorcellerie, ou d'une conspiration étrangère. Alexander Rödlach[48] qui a largement étudié le problème du point de vue anthropologique au Zimbabwe trouve que lorsque l'on parle de la sorcellerie[49], c'est pour expliquer pourquoi des épreuves

---

[47] La malaria tue plus ou moins un million d'Africains chaque année. Parmi les cinq principales causes de mortalité en Afrique, la malaria occupe la première place. En chiffre, l'Afrique débourse chaque année à peu près 12 milliards de dollars pour combattre la malaria ; ce qui représente environ 40 % de dépenses publiques pour la santé. Cf. PATTERSON, A.S., *The Politics of AIDS in Africa*, Lymne Rienner Publishers, Inc., Boulder, Colo./London, UK, 2006, p. 140.

[48] Cf. RÖDLACH, A., *Witches, Westerners, and HIV: AIDS & Cultures of Blame in Africa*, Left Coast Press, Inc., Walnut Creek, CA, 2006.

[49] Louis Paluku Sabuni trouve sept manières de se représenter les causes de la maladie en Afrique centrale, spécialement chez les Nande et les Bira de l'est de la République démocratique du Congo : les causes naturelles, les causes physiques et environnementales, les enfreintes à des interdits, les maladies causées par l'hérédité, la sorcellerie et le poison, la punition des ancêtres. Cf. PALUKU, SABUNI, L., *Dilemma with the Local Perception*

ou des souffrances sont infligées à un individu ou à un petit groupe de gens de la famille[50]. Par contre, lorsque l'on utilise les théories de conspiration, c'est pour expliquer pourquoi un malheur collectif s'abat sur une grande partie sociale, régionale, ethnique ou raciale de la population. Et dans le cas du VIH-sida, on croit que les Européens ou les Américains voudraient éradiquer la race noire. L'expérience que les noirs américains ont connue à Tuskegee, dans l'État de l'Alabama, a eu comme conséquence une méfiance générale envers la profession médicale et le gouvernement. Ce qui a conduit les gens à dire qu'en ce qui concerne le VIH-sida, il proviendrait d'une conspiration contre non seulement les noirs américains, mais également contre les Africains[51]. On se rappellera que le service de santé américain avait mené pendant quarante ans à Tuskegee une étude dans laquelle participèrent 600 hommes noirs américains, entre 1932 et 1972. Cette étude se termina en 1972. Durant les recherches, on refusa de donner un traitement contre la syphilis à ces hommes dans le but de faire la graphique et organiser l'histoire naturelle de la maladie. L'héritage de cette étude est allé au-delà des frontières des États-Unis à travers les mass media jusqu'à atteindre l'Afrique suscitant la suspicion et l'idée de conspiration chez les Africains.

L'écologiste kényane, Dr Wangari Maathai, qui fut la première femme africaine a remporté le prix Nobel de la paix, avait reçu l'attention de plusieurs journaux vers la fin de 2004 lorsqu'elle

---

of Causes of Illnesses in Central Africa: Muted Concept but Prevalent in Everyday Life, in: *Qualitative Health Research* 17, 9 (2007): 1280-1291.

[50] Cf. KLUCKHOHN, C., *Navaho Witchcraft*, Beacon Press, Boston 1944 ; cité par RÖDLACH, A., *Witches, Westerners, and HIV: AIDS & Cultures of Blame in Africa*, Left Coast Press, Inc., Walnut Creek, CA, 2006, p. 168.

[51] Cf. MINARD, A., *Perception du sida et théories du complot dans la population afro-américaine. Commentaire*, in: *Sciences sociales et Santé* 25, 4 (2007) : 115-122.

déclara que certains scientifiques provenant du monde développé, imbus d'un esprit mal intentionné, ont cherché et développé le virus en vue de punir les noirs. Soumise à des pressions de la part du comité norvégien du prix Nobel et des nombreuses organisations contre le VIH-sida, elle va finalement se rétracter en disant qu'elle n'avait jamais dit ni cru que le virus avait été développé par l'homme blanc ou les puissances blanches dans le but de détruire le peuple africain. Cette manière de voir les choses, d'après elle, était vilaine et destructive. Pour elle, les scientifiques vont continuer à faire des recherches pour trouver des évidences concluantes, de telle sorte que le point de vue, qui semble actuellement très répandu qui soutient que la tragédie a été causée par des expériences biologiques ratées dans un laboratoire quelque part, peut finalement être enterré. Malheureusement, cette affirmation de la Kényane apparaît avoir trouvé une grande audience auprès de nombreux Africains et noirs américains.

L'on se rappellera également les positions du président sud-africain Mbeki, qui pendant longtemps avait soutenu qu'il n'y avait pas de rapport direct entre le VIH et le sida. Ce qui a pendant des années retardé la prise en charge par les autorités sud-africaines de la pandémie.

Face à la pandémie du VIH-sida, les Africains sont ainsi confrontés à trois discours qui sont compénétrés et interchangeables mutuellement. En premier lieu, il y a le discours biomédical qui dit clairement comment éviter la maladie : traiter les maladies sexuellement transmissibles, utiliser le préservatif et changer son comportement sexuel. Il y a ensuite un deuxième discours, qui est celui de l'Église et des missionnaires, qui spécifie clairement de ne pas utiliser le préservatif et de se fier à l'abstinence. Le troisième discours est surtout culturel qui place l'origine du mal dans la sorcellerie et dans le mauvais sort. Ce qui fait que l'Africain en général nage souvent et momentanément dans les trois discours pour expliquer le VIH-sida.

L'Afrique est durement frappée par le sida. Plusieurs explications peuvent éclairer cette situation. La croissance galopante de la population dans certaines parties de l'Afrique coïncide avec l'arrivée du VIH-sida. Il faut dire également que cette croissance rapide de la population se trouve à la base de l'émergence des grandes villes où règne la proximité sexuelle. Ce qui fait que cette croissance démographique et surtout la croissance des jeunes vont soutenir l'expansion du VIH-sida. D'autres circonstances encore font que l'Afrique soit plus touchée par le VIH-sida qu'ailleurs dans le monde. C'est, entre autres, que la plupart des hommes possèdent plusieurs partenaires sexuelles occasionnelles en dehors du mariage, et l'existence des traditions polygamiques. Ensuite, la présence des maladies sexuellement transmissibles est presque endémique. Ce qui accroît la possibilité d'être infecté par le VIH-sida. Un des facteurs déterminants est la pauvreté. Être pauvre dans cette partie du monde se traduit par une baisse de la consommation de calories et de protéines, et d'une répartition inégale des revenus. Et comme conséquence, nous avons la présence des maladies qui diminuent la résistance aux maladies infectieuses.

Bref, la position sociale de la femme dans la majorité des pays africains, la présence de certaines coutumes encore liées à la tradition, l'anomie sociale qui provient de l'assujettissement et de l'emprise des sociétés occidentales, les conflits et les guerres endémiques, les contrariétés provenant des incertitudes de la vie et la pauvreté, peuvent y contribuer, avec d'autres éléments des facteurs qui font que l'Afrique reste une terre fertile pour l'extension du sida.

CHAPITRE V

Les conséquences du sida en Afrique

L'Afrique est le continent le plus touché par le sida. Il n'est pas du tout étonnant de constater à court et/ou à long terme des conséquences qui touchent principalement les domaines économiques et sociaux. Mais ces conséquences se ressentiront de manières différentes selon que l'on se trouve dans des parties de l'Afrique qui sont les plus touchées par la maladie que d'autres. Ainsi, les conséquences se réalisent sous des formes différentes et variées d'un pays à l'autre suivant les taux de séropositivité qui prédominent dans la population adulte. Les pays de l'Afrique orientale et australe sont plus affectés par la maladie et possèdent un taux élevé de séropositivité.

1. *Le coût économique et social*

On ne pourrait évaluer le sida et ses conséquences uniquement sur le secteur de la santé. Il faut tenir compte également des aboutissements plus intégraux sur le développement économique, dans la mesure où toute dégradation de l'état de santé des populations affaiblit les éventualités du développement, et prendre comme élément d'appréciation résultant d'un examen attentif le fait que réciproquement le relâchement économique aide à consolider l'exaspération de la situation de santé[52]. Le VIH-sida est une maladie appauvrissante, dans la mesure où elle rend infirme ceux ou celles qui ont atteint un stade avancé de la maladie en les empêchant de travailler tout en imposant un coût élevé durant les durs mois des soins médicaux et les funérailles à venir. L'épidémie a sérieusement endommagé les structures sociales et affaibli la productivité économique. Le sida, en touchant les hommes qui produisent, touche également tout ce que l'on pourrait avoir comme ensemble des capacités dont dispose en puissance une collectivité pour son développement démographique et économique, et ses conséquences doivent être davantage évaluées en termes de déficit en potentialités humaines qu'en coût direct pour le domaine de la santé. À capital humain, infrastructures et nombre de travailleurs donnés, une économie sera d'autant plus productive dans la mesure où le *capital santé* de ses travailleurs sera élevé. En d'autres termes, l'amélioration de l'état de santé des populations contribue à la réduction de la pauvreté, à la croissance économique et au développement à long terme. Avec le sida, on constate une baisse marquée de la productivité des travailleurs.

Les coûts macroéconomiques ou les coûts que subit un pays à cause des maladies chroniques peuvent être évalués de trois

---

[52] Cf. AINSWORTH, M., OVER, M., *The Economic Impacts of Aids: Shocks Response and Outcomes*, *in:* THE WORLD BANK, *Africa Technical Department, Health and Nutrition Division, Technical Working Paper* n° 1, 1992, p. [41] ; cité par DOZON, J.-P. & GUILLAUME, A., *Contextes, conséquences socio-économiques et coûts du sida*, *in:* VALLIN, J. (éd.), *Populations africaines et sida*, Éditions La Découverte, Paris, 1994, p. 179-223, ici à la page 205.

manières[53] : – La comptabilité ou la méthode du coût de la maladie dans laquelle les coûts médicaux, non médicaux, la valeur monétaire et la perte de productivité de travail à cause de la maladie ou de la mort sont estimés, et on essaie de se faire une idée parmi les individus ; – les modèles de la croissance économique qui évaluent les effets des maladies chroniques sur le revenu national à travers les changements que l'on observe sur les éléments essentiels comme l'offre du travail et l'épargne ; – et la méthode de revenu total, qui tente de mesurer la valeur sociétale de la perte du bien-être associée à la mauvaise santé ou à la mort en termes d'argent, qu'il faudrait ajouter à la réduction du PIB[54].

UNAIDS estime que l'épidémie du sida a réduit en 2002 la croissance économique de l'Afrique subsaharienne de 2 à 4 %[55]. Certains économistes prennent encore des points de vue

---

[53] Cf. ABEGUNDE, D.O., MATHERS, C.O., *et alii*, *The Burden and Costs of Chronic Diseases in Low-income and Middle-income Countries*, in: *Lancet* 370 (2007): 1929-1938, ici à la page 1933.

[54] La *Presse Canadienne* de Montréal du 24 novembre 2011 estimait que le VIH-sida entrainait des coûts de 1,3 million de dollars (canadiens) pour chaque personne qui le contractait. Il faut répartir cette somme sur la qualité de vie estimée à 380 000 $; des coûts en soins de santé de 250 000 $ et une perte de productivité individuelle de 670 000 $.

[55] Cf. WORLD BANK, *Confronting AIDS*, p. 34 ; QUATTEK, K., *The Impact of AIDS in South Africa, in:* SHELL, R., QUATTEK, K. *et alii*, *HIV/AIDS: A Threat to the African Renaissance?*, Johannesburg, 2000, p. 29 ; UNAIDS, *Report on the Global HIV/AIDS Epidemic*, July 2002, p. 56-57 ; cité par ILIFFE, J., *The African AIDS Epidemic. A History*, Ohio University Press/James Curry/Double Storey, Athens/ Oxford/ Cape Town, 2006, p. 123.

Il en est de même pour l'impact de la malaria. On estime qu'entre 1965 et 1990, les pays dont la majorité de la population vivent dans des régions où sévit la malaria *Plasmodium falciparum*, la croissance moyenne du BIP par tête d'habitant était de 0,4 % par an, alors que la croissance moyenne dans d'autres pays était de 2,3 % par an. Voir GALLUP, J. & SACHS, J., *The*

plus alarmistes. Le Botswana, par exemple, affirmait en 2000 que le VIH-sida réduisait le taux de sa croissance de 1,5 % par an, et cela devrait réduire son économie de 35 % en 2025[56]. La Banque mondiale estime que, lorsque 8 % des adultes sont infectés par le virus, ce qui parait le cas dans au moins vingt et un pays africains, le taux de croissance par habitant va diminuer de 0,4 % par an[57]. Les principales craintes se rapportaient sur les coûts de santé, la mort des travailleurs qualifiés, la possibilité de l'effet dissuasif de l'investissement des étrangers et l'incapacité de transmettre la connaissance et l'appropriation collective des moyens de production aux générations futures.

Les conséquences économiques du VIH-sida sont plus grandes que les autres maladies courantes[58]. D'abord, le VIH-sida reste mortel malgré les technologies médicales actuelles. Il n'existe

---

Economic Burden of Malaria, in: *The American Journal of Tropical Medicine and Hygiene* 64, 1&2 (2001): 85-96; cité par SACHS, J. & MALANEY, P., *The Economic and Social Burden of Malaria*, in: *Nature* 415 (7 February 2002): 680-685, ici à la page 681.

[56] Cf. NSUTEBU, E.F., WALLEY, J.D. *et alii*, *Scaling up HIV/AIDS and TB home-based Care: Lessons from Zambia*, in: *Health Policy and Planning* 16 (2001): 240; JACKSON, H. & KERKHOVEN, R., *Developing AIDS Care in Zimbabwe: A Case for Residential community Centres*, in: *AIDS Care* 7 (1995): 665; MUTANGADURA, G., *The Socio-economic Impact of Adult Morbidity and Mortality on Households in Kafue District, Zambia*, Harare, 1999, p. 6; BOTSWANA, *Status of the 2002 National Response to the UNGASS Declaration on HIV/AIDS*, 2003, p. 11, http://www.unaids.org (accès ce 21 novembre 2003) ; UNAIDS, *Report on the Global AIDS Epidemic 2004*, Geneva, 2004, p. 102, cité par ILIFFE, J., *The African AIDS Epidemic. A History*, Ohio University Press/James Curry/Double Storey, Athens/ Oxford/ Cape Town, 2006, p. 123.

[57] Cf. le journal sud-africain le *Business Day* du 18 avril 2000 ; cité par GUEST, E., *Children of AIDS. Africa's Orphan Crisis*, Pluto Press/University of Natal Press, London/Sterling, Virginia/Pietermaritzburg, 2001, p. 7.

[58] Voir pour ce qui suit AINSWORTH, M. & MEAD OVER, *AIDS and African Development*, in: *The World Bank Research Observer* 9, 2 (July 1994): 203-240, ici les pages 203-204.

pas encore de vaccin, ni de remèdes. Deuxièmement, le VIH-sida en Afrique touche principalement des adultes dans la force de l'âge. Une tranche d'âge économiquement la plus productive. Lorsque l'on fait face aux coûts associés à l'augmentation de la morbidité et à la mortalité attribuables au VIH-sida, les ménages s'en sortent en utilisant leurs économies, en empruntant de l'argent, en prenant des dettes supplémentaires ou en cherchant d'autres sources de revenus[59]. Les connaissances et l'expérience que l'on perd à la mort de ces adultes à cause du VIH-sida représentent un revers énorme aux efforts consentis pour augmenter la productivité de la main-d'œuvre. Et comme les adultes sont souvent responsables des soins accordés aux plus jeunes et des personnes âgées dépendantes, la mort accrue de ces adultes laissera un grand nombre de membres des familles survivant avec un faible revenu, en mauvaise santé et avec des perspectives moins encourageantes. Le VIH-sida est également une cause grandissante de la mortalité infantile ; ce qui menace de gommer d'un revers de la main les améliorations du passé en matière de la santé infantile.

Troisièmement, on sent déjà les conséquences sociales et économiques dans plusieurs pays africains où le VIH-sida est très répandu. Dans beaucoup de ces pays touchés par la maladie, et spécialement dans les zones urbaines, le taux de base de la mortalité des personnes adultes a doublé ou même triplé, et le VIH-sida est pour le moment la cause principale de décès d'adultes. Quatrièmement, à la différence des autres causes principales de la mort prématurée en Afrique, le VIH-sida n'a pas épargné la haute société africaine. Le degré avec lequel le VIH-sida affectera la croissance économique dépendra en

[59] Cf. KOESTLE, S., *Rural Livelihoods and Illness: Case-studies in Tanzania and Malawi*, in: *LADDER Working Paper No. 19*, 2002.

grande partie de la gravité avec laquelle il va frapper la classe instruite africaine.

Les effets destructifs de l'épidémie peuvent être observés dans la baisse de l'espérance de vie en Afrique. Une personne qui est née en Zambie ou au Malawi en 2004 a l'espérance de vie respectivement de 37,4 ou 39,6 ans d'âge, alors que la moyenne de vie en Occident est de 70 à 85 ans[60]. La baisse de trente ans dans l'espérance de vie au Botswana entre 1990 et 2002, est due principalement au VIH-sida[61].

Ce qui veut dire que la diminution de l'espérance de vie chez l'adulte a théoriquement un impact sur les cinq effets économiques suivants[62] : – Elle réduit le taux d'épargne et augmente le taux du capital. Les conséquences précises dépendent du fait que les fonds sont acquis directement, soit de l'épargne des ménages, des institutions financières locales ou nationales, ou

---

[60] Cf. UNITED NATIONS DEVELOPMENT PROGRAM, *Human Development Report 2005: International Cooperation at a Crossroads – Air, Trade and Security in an Unequal World*, UNDP, New York, 2005, http://hdr.undp.org/en/media/ HDR05_complete.pdf. Cité par HANLEY, M. & DE IRALA, J., *Affirming Love, Avoiding AIDS. What Africa Can Teach the West*, The National Catholic Bioethics Center, Philadelphia, 2010, p. 15.

[61] Cf. GARRET, L., *The Lessons of HIV/AIDS*, in: *Foreign Affairs* 84, 4 (July-August 2005): 51-64; cité par HANLEY, M. & DE IRALA, J., *Affirming Love, Avoiding AIDS. What Africa Can Teach the West*, The National Catholic Bioethics Center, Philadelphia, 2010, p. 15.

[62] Cf. CUDDINGTON, J.T., *Modeling the Macroeconomic Effects of AIDS, With an Application to Tanzania*, in: *World Bank Economic Review* 7, 2 (1993): 173-89; BARNETT, T. & WHITESIDE, A., *AIDS in the Twenty First Century: Disease and Globalization*, Palgrave MacMillan, London, 2002 ; BARKS-RUGGLES, E., *The Economic Impact of HIV/AIDS in Southern Africa*, Brookings Institution, Conference Report No. 9, September 2001 ; cité par DE WAAL, A., *Why the HIV/AIDS Pandemic is a Structural Threat to Africa's Governance and Economic Development*, in: *The Fletcher Forum of World Affairs* 27, 2 (Summer/Fall, 2003): 6-24, ici les pages 8 et 9.

des marchés des capitaux internationaux. Certains modèles des conséquences macroéconomiques du VIH-sida ont posé comme postulat le contraire, à savoir que la pénurie de la main-d'œuvre devrait augmenter l'utilisation de la capacité de production. Cependant, l'effet de la taxe sur les traitements et salaires ramenés aux capacités, peut nier l'existence de ces conséquences.

Deuxièmement, elle pourrait augmenter le renouvellement du personnel dans l'emploi. Cela aurait à son tour deux répercussions. D'abord, cela va créer un manque d'efficacité dû principalement aux coûts de l'embauche et de la formation, et au temps écoulé avec des postes vacants. Ensuite, cela va augmenter la demande de l'aide sociale pour les personnes à charge d'un salarié décédé, imposant en fait une taxe sur les salaires. Un autre élément de cette taxe sur les salaires sera l'assurance maladie durant la période précédant la maladie.

Troisièmement, l'espérance de vie réduite des adultes diminuerait le profit des investissements dans le secteur de l'enseignement supérieur et dans la formation. Il y aurait par conséquent une diminution de profit individuel et patronal dans l'obtention des capacités. En réalité, il existe un impôt supplémentaire qui s'impose sur les compétences.

Quatrièmement, cela réduit l'accumulation intergénérationnelle des capitaux et l'expansion des connaissances et des compétences. Les adultes qui meurent jeunes ne peuvent pas transmettre un capital et des connaissances à leurs enfants. Bien au contraire, ils leur lèguent des dettes et un enseignement tronqué. On casse par ce fait la transmission du savoir et des capacités dans des matières diverses. Cela est particulièrement visible dans le secteur agricole rural où les compétences sont acquises à l'intérieur des ménages.

En dernier lieu, l'espérance de vie réduite des adultes devrait changer défavorablement la structure de la population active, y compris le taux de dépendance des ménages touchés. Les démographes prédisent qu'il n'y aurait pas de changement dans l'ensemble de la population en ce qui concerne le taux de dépendance. Celui-ci se définit comme le rapport des adultes entre l'âge de 16 ans et 60 ans divisés par le nombre d'enfants et de personnes âgées. On arrive à ce résultat parce que le taux excédentaire de décès chez les personnes adultes est plus ou moins égal à la mortalité infantile augmentée et à la fécondité minimale. Toutefois, on prévoit également que le nombre des adultes actifs sera considérablement réduit.

Dans la mesure des coûts du sida, il faut distinguer entre les coûts directs et les coûts indirects. Les *coûts directs* représentent la totalité des moyens utilisés pour ses gestions médicale et sociale[63]. Les coûts des soins de santé et l'assistance sociale, y compris les soins personnels et les services non personnels tels que l'examen de dépistage du sang et le coût de remplacement, l'hygiène, la formation du personnel. On peut inclure dans ces coûts les campagnes d'information et la prévention, les recherches pour trouver un médicament approprié et un

---

[63] Cf. KADDAR, M., BECHUN, *Mesure des coûts directs du sida dans les pays en développement*, Centre international de l'enfance, Agence nationale de recherche sur le sida, document de synthèse du séminaire sur les aspects économiques de l'infection à VIH et du sida dans les pays en développement, Paris, 1992, p. 55-64 ; cité par DOZON, J.-P. & GUILLAUME, A., *Contextes, conséquences socio-économiques et coûts du sida*, *in:* VALLIN, J. (éd.), *Populations africaines et sida*, Éditions La Découverte, Paris, 1994, p. 179-223, ici à la page 205.
Aux États-Unis, par exemple, avec 90 000 cas enregistrés en 1989, le VIH-sida coûtait au denier public une somme d'environ 6 milliards de dollars par an. Cf. ENGEL, J., *The Epidemic: A Global History of AIDS*, Smithsonian Books/HarperCollins Publishers, New York, 2006, p. 175.

vaccin, le dépistage, le traitement et la prise en charge des personnes séropositives et des maladies opportunes.

Beaucoup de coûts d'estimation comprennent seulement les coûts directs visibles qui sont ceux qui sont inclus dans l'infirmerie et l'assistance sociale. Cependant, il existe des coûts directs invisibles qui sont tenus par les services fournis par la famille, les amis et par les organisations caritatives. Bien qu'impayés, ces services représentent néanmoins une consommation réelle de ressources, et ainsi un coût réel.

Vu les coûts élevés de la prise en charge de la maladie et des faiblesses des budgets de santé des pays africains, ce sont les organismes extérieurs qui interviennent dans la prévention, les campagnes de diffusion du préservatif, la fourniture du sang non contaminé, etc. Parmi ces organismes extérieurs, on peut citer, l'Organisation mondiale de la Santé (OMS), l'International Planned Parenthood Federation (IPPF), United States Agency for International Development (USAID), Fonds des Nations Unies pour les activités en matière de population (FNUAP). Si l'on pouvait de manière froide et sans cœur faire un calcul, en ne tenant pas compte de l'apport des agences étrangères, on pourrait dire qu'il vaut mieux laisser mourir ces malades, que de faire augmenter les impôts en vue de les sauver.

Parmi les *coûts indirects*, on peut citer les conséquences économiques que l'on pourrait comptabiliser sur les soins et sur le décès qui arrive souvent de manière prématurée. On peut parler ici des pertes sur la productivité surtout si le mourant ou le malade est atteint à l'âge de production. Il s'agit entre autres de la valeur productive du temps de travail perdu, l'aide familiale qui se chiffre par des heures passées pour les soins du malade, l'entretien du ménage, l'éducation des enfants, etc.

Ceci pourrait donner naissance à une nouvelle génération ayant eu peu d'éducation et de connaissance, et ainsi, moins capable d'élever leurs propres enfants et d'investir ouvertement dans l'éducation. Il faut ajouter à cela les conséquences psychologiques de l'infection que l'on pourrait classer parmi les coûts indirects invisibles. Il y a des coûts des réactions impalpables et de qualité inférieure de la vie à travers des facteurs comme la souffrance, l'incapacité, la peur, l'anxiété, l'isolement, les stigmates, la dépression, etc. Ces coûts sont manifestement importants pour le VIH-sida, mais sont malheureusement difficiles à évaluer.

On pourrait ajouter aussi la prise en charge qui suit le décès. Dans la plupart des pays africains où les deux tiers de la population vivent avec moins d'un dollar par jour, les coûts des funérailles sont relativement élevés. Les coûts incluent la durée dans laquelle le cadavre reste dans la morgue, l'achat de la bière, les annonces à la radio ou à la télévision, le transport du corps vers le cimetière, les vêtements pour le deuil pour les membres de la famille, l'approvisionnement d'une quantité importante de nourriture et de boissons pour les personnes qui viennent compatir avec la famille. Certaines familles moins fortunées enterrent leurs morts avec moins de faste. Mais ici aussi, on demande la participation des amis et des membres de la famille pour que les morts soient enterrés décemment et selon les coutumes.

Comme on peut le constater, les pratiques d'enterrement montrent très peu d'évidences des pratiques s'adaptant au changement de l'environnement. Si l'on peut dire que les croyances culturelles et ses pratiques restent une force qui s'oppose aux changements, par contre le rituel des funérailles grandioses et coûteuses est en lui-même assez récent et n'entre pas dans les traits des coutumes déjà établies. Dans tous les cas, les funérailles élaborées sont, pour la plupart des Africains d'aujourd'hui, un investissement des ressources de la terre en vue de maintenir l'ordre invisible et de rendre honneur aux ancêtres.

Pour se résumer, on peut dire qu'il existe plusieurs mécanismes par lesquels le VIH-sida affecte la compétitivité internationale des affaires en Afrique[64]. – *L'offre du travail* : les morts causées par le VIH-sida conduisent directement à la réduction du nombre de travailleurs disponibles. La mort frappe des personnes, la plupart du temps, durant leurs années productives. Étant donné que plus jeunes, les travailleurs moins expérimentés vont remplacer les travailleurs expérimentés, la productivité du travailleur va baisser, ce qui à son tour entraînera une baisse dans la compétitivité internationale. – *La rentabilité* : le VIH-sida réduit la rentabilité des affaires africaines en accroissant le coût de la production et en décroissant la productivité des travailleurs. La perte de la rentabilité va réduire nettement les avantages compétitifs de l'Afrique.

Parmi les facteurs qui conduisent à l'augmentation des dépenses : les coûts des soins de santé, les frais funéraires, la formation et le recrutement. Parmi les facteurs qui conduisent à la baisse des revenus : l'absentéisme en raison de la maladie, des congés en vue d'assister aux funérailles, le temps passé pour la formation, la rotation de la main-d'œuvre, la réduction de la productivité du travailleur. L'une des conséquences de l'absentéisme est le résultat des heures supplémentaires que les autres travailleurs en bonne santé doivent prendre. En faisant

---

[64] Cf. FORSYTHE, S., *How Does HIV/AIDS Affect Africa Businesses?*, *in:* INTERNATIONAL AIDS – ECONOMICS NETWORK (ed.), *State of the Art: AIDS and Economics*, July 2002, p. 30-37.

cela, non seulement les entreprises déboursent davantage pour payer ces heures supplémentaires, mais les travailleurs deviennent surmenés et fatigués. Ce qui conduit à la baisse de la quantité et de la qualité de la productivité.

– *Parmi les autres conséquences*, on peut dire que le VIH-sida peut également affecter les affaires de plusieurs manières, et qu'il serait difficile de quantifier, mais que néanmoins peut affecter considérablement la compétitivité. C'est ainsi, par exemple, que le VIH-sida affecte le moral du travailleur, les relations de travail, la demande de production, ainsi de suite. C'est ainsi que si les travailleurs observent que plusieurs de leurs collègues succombent suite au VIH-sida, ils peuvent adopter une attitude communément fataliste face à la vie et au travail.

D'où proviennent les financements ? Il est vrai que les pays d'Afrique sont pauvres et ne peuvent pas endosser seuls le combat contre le VIH-sida. L'ensemble des ressources pour combattre le VIH-sida durant les dernières décennies a augmenté de façon spectaculaire par l'entremise du financement public comme *The Global Fund to fight AIDS, Tuberculosis and Malaria* (GFATM), le Fonds mondial de lutte contre le sida, la tuberculose et le paludisme, *The United States President's Emergency Plan For AIDS Relief* (le Plan d'Urgence du Président pour l'Aide dans la lutte contre le VIH/sida) (PEPFAR) ; l'aide bilatérale et multilatérale et des sources privées comme *Global Health Initiatives and private benefactors*, les initiatives pour la santé mondiale et des bienfaiteurs privés[65]. Le fonds pour la prévention du VIH-sida, le traitement et l'aide, a augmenté entre 1998 et 2007 de 5,5 % à 47,2 %

[65] Cf. UNAIDS, *What Countries need: Investments for 2010 Targets*, *in:* UNAIDS /09.03E – JC168IE, Geneva, Switzerland, 2009.

pour toute l'aide des donateurs au secteur de la santé. Durant la même période, alors que la totalité de l'aide pour la santé avait triplé, le financement du système de santé a été réduit de 62,3 % à 23,9 %[66].

La stratégie du PEPFAR avait fixé trois objectifs : – « Encourager un leadership déterminé à chaque niveau pour combattre le VIH/sida » ; – « Mettre en œuvre les meilleures pratiques dans les programmes bilatéraux américains de prévention, de traitement et de soins du VIH/sida… » ; – « Inciter les partenaires… à [se] coordonner… [afin] d'assurer l'utilisation la plus efficiente et la plus efficace des ressources »[67] (OGAC, 2004). Quinze États ont été définis comme pays cibles pour jouir de l'aide américaine dans l'ensemble d'actions menées pour vaincre le VIH/sida à travers le PEPFAR. Il s'agit de l'Afrique du Sud, du Botswana, de la Côte d'Ivoire, de l'Éthiopie, de la Guyane, d'Haïti, du Kenya, du Mozambique, de la Namibie, du Nigeria, de l'Ouganda, du Rwanda, de la Tanzanie, du Vietnam et de la Zambie.

L'accroissement sensible du financement américain pour la lutte contre le VIH/sida dans le cadre du programme PEPFAR a donné la possibilité d'arriver à des résultats appréciables dans deux domaines : le programme a non seulement fourni un traitement à des centaines de milliers de personnes, mais il a été une réussite, en tout cas au début, pour la majorité des patients, en les maintenant en vie. Comme conséquence, on a eu

---

[66] Cf. JENNISKENS, F. *et alii*, *How Countries cope with competing demands and expectations: perspectives of different stakeholders on priority setting and resource allocation for health in the era of HIV and AIDS*, in: *BioMed Central Public Health* 12 (2012): 1071.

[67] THE OFFICE OF THE U.S. GLOBAL AIDS COORDINATOR AND HEALTH DIPLOMACY (OGAC), *The President's Emergency Plan for AIDS Relief: U.S. Five Year Global HIV/AIDS Strategy*, Office of the United States Global AIDS Coordinator, Washington, DC, 2004.

des millions d'années de vie sauvées et des millions d'années de vie évitées en tant qu'orphelins, compte tenu du fait que beaucoup de patients étaient parents.

Mais certains pays ont essayé de mettre sur place des canaux de financement. Il existe, par exemple, au Zimbabwe un fonds (Trust) fiduciaire pour le VIH-sida érigé en 2000. Ce fonds a reçu 3 % des recettes prélevées du secteur formel des salariés et du patronat. De ce fonds, 50 % étaient réservés aux programmes antirétroviraux, 10 % pour les différents programmes de prévention et le reste pour le soutien et l'administration du programme. Entre 2008 et 2011, le prélèvement a généré 57,2 millions de dollars, avec 5,7 millions générés en 2009, 20,5 millions en 2010, et 26,5 millions en 2011[68].

Au début de l'exercice fiscal 2015-2016, le Kenya a établi une unité d'investissement pour le VIH-sida qui va développer un modèle de collecte de fonds pour un nouveau Fonds (Trust) fiduciaire pour le VIH-sida qui sera créé à l'intérieur du Conseil national de contrôle du sida (National AIDS Control Council). Cette unité va chercher à mobiliser des ressources provenant de l'extérieur comme de l'intérieur du pays, y compris des investissements sociaux d'entreprises, des crédits croisés, l'entreposage des infrastructures et le secteur informel[69]. Il faut signaler que ce projet n'est pas encore opérationnel.

---

[68] Cf. NATIONAL AIDS COUNCIL OF ZIMBABWE, *Funding. 2012*. Available: http://www.nac.org.zw/about/funding. Accessed: 25 January 2016 ; cité par RIFAT ATUN, SACHIN SILVA, MTHULI NCUBE, ANNA VASSALL, *Innovative financing for HIV response in Sub-Saharan Africa*, in: *Journal of Global Health* 6, 1 (2016): 1-10, ici à la page 3.

[69] Cf. NATIONAL AIDS Control Council. Kenya AIDS Strategic Framework 2014/2015 – 2018/2019. 2014. Available: http://www.nacc.or.ke/images/KASF_F_ web.compressed.pdf. Accessed: 25 January 2016 ; cité par

Le gouvernement de l'Ouganda a l'intention de mettre en place un Fonds (Trust) fiduciaire pour le VIH-sida à l'exemple du modèle du Zimbabwe en vue de fournir un financement durable pour le programme VIH-sida. La loi sur le contrôle et la prévention du VIH-sida de 2014 a énoncé les sources de revenus pour le Fonds à partir des taxations (2 % des revenus des taxes) sur la bière, l'alcool, les boissons non alcoolisées et l'eau en bouteille, en plus des revenus provenant de l'étranger[70].

Justement pour le revenu provenant de l'étranger dans la lutte contre le VIH-sida, l'Ouganda a reçu plus de 446 millions de dollars, alors que le pays n'avait à sa disposition pour la campagne que 53 millions de dollars en 2013[71].

Le gouvernement de la Tanzanie a également mis sur pied un Fonds (Trust) fiduciaire pour le VIH-sida en 2015 à travers sa

---

RIFAT ATUN, SACHIN SILVA, MTHULI NCUBE, ANNA VASSALL, *Innovative financing for HIV response in Sub-Saharan Africa*, in: *Journal of Global Health* 6, 1 (2016): 1-10, ici à la page 3.

[70] Cf. GOVERNMENT OF UGANDA, *HIV Prevention and Control Act. 2014*. Available: http://www.parliament.go.ug/new/images/stories/acts/2014/HIV%20and%20AIDS%20prevention%20and%20control%20 act%202014.pdf. Accessed: 25 January 2016 ; cité par RIFAT ATUN, SACHIN SILVA, MTHULI NCUBE, ANNA VASSALL, *Innovative financing for HIV response in Sub-Saharan Africa*, in: *Journal of Global Health* 6, 1 (2016): 1-10, ici à la page 3.

[71] Cf. RESCH, S., RYCKMAN, T., HECHT, R., Funding AIDS programmes in the era of shared responsibility: an analysis of domestic spending in 12 low-income and middle-income countries, in: *Lancet Glob Health*. 3 (2015): e52-61. Medline:25539970 doi:10.1016/S2214-109X(14)70342-0; cité par RIFAT ATUN, SACHIN SILVA, MTHULI NCUBE, ANNA VASSALL, *Innovative financing for HIV response in Sub-Saharan Africa*, in: *Journal of Global Health* 6, 1 (2016): 1-10, ici à la page 7.

loi promulguée au début de l'année en vue de réduire sa dépendance aux donneurs de fonds[72].

La question que l'on pourrait se poser ici est celle de savoir s'il était juste pour ceux qui vivent de manière saine de payer pour ceux qui vivent dangereusement. Est-ce que la société doit se payer le luxe de soutenir moralement et même financièrement, à la manière du Bon Samaritain, de prendre soin de tous ceux qui en ont besoin sans tenir compte de leur mode de vie, au présent ou au passé ? Et finalement, est-ce que nous sommes responsables de notre propre santé ? Il existe des gens qui ont un style de vie tout à fait malsain de manière incorrigible : ils fument, boivent, travaillent durement, mangent des cochonneries, et s'engagent dans des aventures sexuelles dangereuses. Les autres ont des passe-temps dangereux comme le vol libre, le saut en parachute, etc.

De l'autre côté, nous avons des gens qui vivent sainement : ils mangent de façon modérée, ne fument pas et ne boivent pas, ils font régulièrement des exercices, et s'engagent à des rapports sexuels sans risque.

Bien sûr, le médecin est une personne chez qui les malades peuvent aller sans qu'ils justifient leur style de vie du passé ou du présent. Mais, ce que nous faisons nous appartient dans la mesure où les actions faites sont choisies librement, elles ne sont pas des actions instinctives, ni des actions choisies par la société dans laquelle nous vivons.

---

[72] Cf. THE UNITED REPUBLIC OF TANZANIA, *Bill Supplement. No. 11. 2014*. Available: http://www.tanzania.go.tz/egov _uploads/documents/11–2014–2_sw.pdf. Accessed: 25 January 2016 ; cité par RIFAT ATUN, SACHIN SILVA, MTHULI NCUBE, ANNA VASSALL, *Innovative financing for HIV response in Sub-Saharan Africa*, in: *Journal of Global Health* 6, 1 (2016): 1-10, ici à la page 3.

À part notre propre responsabilité sur ce que nous faisons et les conséquences qui s'ensuivent, dans quelle mesure la société peut-elle être responsable de notre santé ? Le philosophe anglais Thomas Hobbes, dans le *Léviathan*, nous dit que chaque individu se remet à la disposition d'un Souverain absolu[73]. Ce dernier a à sa disposition un pouvoir illimité aussi longtemps qu'il est capable de fournir la protection à ses sujets.

Les autres arguments de Hobbes sont basés sur un contrat originel dans lequel les gens se trouvant dans l'État originel de la nature y entrent librement et engagent par là aussi leurs descendants. Du fait que le Souverain donne la protection à ses sujets, ceux-ci doivent au Souverain un devoir d'obéissance. Et cette protection du Souverain est un signe de citoyenneté. Ainsi, quelqu'un à qui on refuse volontairement et publiquement protection, on lui refuse en même temps son droit de citoyenneté et il devient ainsi un sans loi. Si la société refuse protection et traitement à un citoyen qui a le VIH-sida, cela veut dire que la société cesse de donner accès à ce citoyen de vivre dans la société et il devient ainsi un hors-la-loi. Si l'on abandonne cette personne à son propre sort, on devra également abandonner le fait que cette personne devrait se comporter de façon responsable. En d'autres termes, la société a le devoir de protéger la santé de ses citoyens à travers les soins de santé ou par d'autres moyens. Ce devoir se base sur le fait qu'être en bonne santé est un besoin de base, et que ce devoir n'est pas dénué de sens s'il n'est pas complètement réalisé.

---

[73] Cf. HOBBES, T., *Léviathan ou Matière, forme et puissance de l'État chrétien et civil* (traduction de Gérard Mairet), Gallimard, Paris, 2000.

2. *Les enfants du VIH-sida*

La maladie a déjà mis à l'épreuve la capacité des familles et des communautés à prendre soin des orphelins ou de ceux qui sont malades. Selon L'UNAIDS, on estimait en 2005 à environ douze millions d'orphelins dus au VIH-sida en Afrique subsaharienne.

Lorsque l'on considère les données provenant de *Demographic Projection Model* qui s'inspire des données des Nations Unies sur la division de la population mondiale, déjà en 1995, plusieurs pays d'Afrique centrale et orientale prévoyaient alors que 2 % de leurs enfants en dessous de 15 ans vivraient orphelins vers l'année 2000. S'il faut donner des chiffres de prévisions d'alors, 600 000 orphelins vivraient au Kenya, 700 000 en Tanzanie et 900 000 en Ouganda[74].

Étant donné le fait que les familles étendues absorbent plus facilement les enfants orphelins, on trouve rarement une politique adéquate d'incitation à construire des orphelinats pour répondre à l'épidémie. La famille étendue reste le principal mécanisme de protection sociale. Les enfants orphelins se battent pour survivre sans l'aide d'un parent et le plus souvent ils arrêtent leur éducation en vue de s'occuper des plus jeunes frères et/ou sœurs. L'Afrique subsaharienne qui est l'épicentre

---

[74] Cf. LEVINE, C., MICHAELS, D. & BACK, S., *Orphans of the HIV/AIDS Pandemic*, *in:* MANN, J. & TARANTOLA, D. (eds.), *AIDS in the World*, Oxford University Press, New York, 1996, p. 279-281 ; cité par ENGEL, J., *The Epidemic: A Global History of AIDS*, Smithsonian Books/HarperCollins Publishers, New York, 2006, p. 229.

du VIH-sida, est également le lieu du plus bas taux de scolarité dans le monde[75].

3. *Conclusion*

Malgré les technologies médicales actuelles, le VIH-sida reste encore mortel. La dégradation de l'état de santé de certains membres de la société a pour conséquence d'affaiblir à certains égards le développement du pays. En rendant infirmes ceux qui sont au stade avancé de la maladie, le sida est appauvrissant. Il empêche non seulement ceux qui sont atteints de travailler et de gagner ainsi leur vie, mais il impose également un coût exorbitant aux familles durant la période de la maladie et des funérailles qui vont suivre. Ce sont effectivement les adultes se trouvant durant leur force de l'âge et durant leurs années les plus productives que le sida frappe. Ce qui fait qu'il diminue la productivité économique. Lorsque le *capital santé* des travailleurs est élevé, l'économie sera productive. Nous assistons ainsi à la baisse de l'espérance de vie dans certains pays africains. Compte tenu de cette situation, il y a une réduction de taux d'épargne et une augmentation du taux du capital.

Le sida possède un coût. Il y a un coût direct et un coût indirect. Le coût direct exprime la somme des moyens qui sont utilisés pour la prise en charge des soins médicaux et de la charge sociale. Parmi ces moyens, on peut citer entre autres les coûts des soins, l'examen de dépistage, la formation du personnel, l'as-

[75] Cf. SALIM S. ABDOOL KARIM, *The African Experience*, *in:* MAYER, K.H. & PIZER, H.F. (eds.), *The AIDS Pandemic: Impact on Science and Society*, Elsevier Academic Press, Amsterdam/Boston/London/San Diego, 2005, p. 350-373, ici à la page 360.

sistance sociale, etc. Le coût indirect englobe toutes les conséquences économiques provenant des soins et du décès. Cela se traduit par le temps de travail perdu par le malade, l'éducation des enfants, la souffrance, la dépression, etc. Il faut ajouter le coût élevé des funérailles.

Une des conséquences non négligeables du sida, est la prise en charge des enfants orphelins. Ceux-ci viennent mettre à l'épreuve la capacité des membres de la famille et de la communauté, de les prendre en charge.

CHAPITRE VI

Les problèmes éthiques soulevés par le VIH-sida et sa prévention

1. *Le VIH-sida est-il une punition de Dieu ?*

Certains pensent que le sida est une maladie envoyée par Dieu pour montrer son mécontentement du fait que l'homosexualité devenait de plus en plus acceptée dans la société. D'autres croyants voulaient y voir le signe de la réprobation divine de conduites pécheresses. La maladie est considérée ainsi comme une punition de Dieu à cause du péché de l'adultère.

Le plus grand pourfendeur du VIH-sida comme péché et comme punition, suivi de ses effets, est certainement le révérend pasteur Jerry Falwell qui, déjà en 1987, attribuait cette épidémie au châtiment de Dieu[76]. Dieu, selon lui, punirait d'un châtiment mérité tous ceux qui sont engagés dans des pratiques homosexuelles. Il rappelle que Dieu avait détruit Sodome et Gomorrhe essentiellement à cause du péché d'homosexualité. Pour lui, aujourd'hui, Dieu est en train de punir par son jugement tous ceux qui se rendent coupables de cette pratique méchante par le VIH-sida.

Il tiendra le même propos à l'endroit des terroristes du 11 septembre 2001, des avorteurs, des homosexuels et des membres américains de « civil liberties ». Contesté et mis en demeure

---

[76] Cf. <www.queerme.com.aids>, visité le 8 juin 2005 ; cité par DE WAAL, A., *AIDS and Power: Why there is no Political Crisis – Yet*, Zed Books/The International African Institute and The Royal African Society, London/New York/Claremont (Cape Town) 2006, p. 14.

de s'excuser, il rejeta la responsabilité uniquement sur les terroristes pour les attaques et continua sur la même lancée. Pour lui, en disant qu'en tant que théologien, il croyait en se basant sur les Écritures, notamment dans le livre des Proverbes (14, 23), que lorsque l'on vit en suivant les principes de Dieu, cela favorisait le développement d'une nation vers la grandeur ; et, de ce fait, les violer ne peut que conduire à la honte[77].

Beaucoup ont utilisé des passages isolés de l'Ancien Testament et du Nouveau Testament pour condamner publiquement les hommes qui avaient des relations sexuelles avec les autres hommes comme agissant contre la parole inspirée de Dieu. On cite parmi ces livres, les Lévitiques (18, 22 ; 20, 13) ; l'histoire de Sodome et Gomorrhe (Gen 19, 1-9) ; et la Lettre de saint Paul aux Romains (1, 27-27). Pour guérir du sida, il faudrait tout simplement le repentir. Mais il faut dire que les Écritures dans l'ensemble n'offrent pas des réponses simples aux questions ayant rapport à l'existence de la maladie et la souffrance. Elles appellent plutôt aux peuples de Dieu de servir leurs voisins.

Dans la Bible, les lépreux font face à la discrimination et ils étaient chassés de la communauté. Nous lisons dans le livre du Lévitique 13, 45 : « La personne atteinte d'une telle maladie de la peau portera des vêtements déchirés et aura la tête décoiffée ; elle se couvrira la partie inférieure du visage et criera : "impur ! Impur !" Tant qu'elle a ce mal, elle est impure. Elle habitera à l'écart, à l'extérieur du camp. » Nous trouvons la même restriction dans le livre des Nombres 5, 2 : « Ordonne

[77] Cf. CNN, *Falwell Apologizes to Gays, Feminists, Lesbians*, 14 septembre 2001 ; cité par DE WAAL, A., *AIDS and Power: Why there is no Political Crisis – Yet*, Zed Books/The International African Institute and The Royal African Society, London/New York/Claremont (Cape Town) 2006, p. 14.

aux enfants d'Israël de renvoyer du camp tout lépreux, et quiconque a une gonorrhée ou est souillé par un mort. »

On peut considérer de plusieurs façons l'image que les Juifs se faisaient de la lèpre[78]. D'abord, la lèpre est visiblement odieuse. Dans le livre de l'Exode (4, 6), dans le livre des Nombres (12, 10) et dans le deuxième livre des Rois (2 R, 5, 27), on nous dépeint un lépreux comme étant blanc comme de la neige. Ainsi, la lèpre est décrite comme étant visible et odieuse en même temps.

La lèpre exige un examen rigoureux par le prêtre. Au chapitre treize du livre des Lévitiques, il est dit que le prêtre, pour cet examen, doit examiner la maladie sur la peau du malade, et si les poils au lieu de la maladie prennent la couleur blanche et que la maladie semble entrer plus en profondeur dans la peau que cela n'apparaît normalement, alors on peut parler de la lèpre (Lev 13, 3). Le prêtre devra sept jours plus tard réexaminer tous ceux qui sont suspectés de la maladie pour voir si la maladie a été contenue et ne s'est pas propagée à travers tout le corps (13, 5) ; et l'on répétera après les sept jours qui suivront. C'est au prêtre de déclarer une personne en bonne santé ou malade.

La lèpre implique une impureté dangereuse. Dans le livre des Nombres (5, 1-3), nous lisons comment le Seigneur ordonna à Moïse de dire aux Israélites d'expulser du camp celui qui avait la lèpre, une suppuration, et toute personne qui se trouverait souillée en touchant un cadavre. Ils ne devront pas souiller le camp pendant que le Seigneur demeurera parmi eux.

---

78 Voir pour ce qui suit GILL, R., *AIDS, Leprosy and the Synoptic Jesus*, *in:* GILL, R. (ed.), *Reflecting Theologically on AIDS: A Global Challenge*, SCM Press, London, 2007, p. 101-106.

Les lépreux rendent terriblement les autres personnes ou objets impurs. La lèpre pourrait même affecter une maison. Et le prêtre serait dans l'obligation de commander que l'on puisse vider la maison avant qu'il ne puisse aller examiner la maladie, ou ce qui se trouverait dans la maison deviendrait impur (Lévitiques 14, 36). S'il n'y a pas de remède, la maison souillée doit être détruite (Lévitiques 14, 39-42) comme également le vêtement du lépreux incurable (Lévitiques 13, 52) ; et ce dernier pourrait éventuellement s'attendre à ce qu'il soit détruit par la maladie.

La lèpre pouvait résulter du péché. Dans trois histoires concernant la lèpre que nous trouvons dans l'Ancien Testament, la maladie semble être associée à un comportement immoral de péché provenant de la colère de Dieu ou de la colère des représentants de Dieu. Ainsi, Myriam attire la colère de Dieu pour avoir parlé contre Moïse (Nombres 12, 8) ; Guéhazi va attirer la colère d'Élisée à cause de ses actes (2 R 3, 25) ; et le roi Azarias va mettre en colère les prêtres, car il fit un sacrifice à leur place (2 Chr 26, 19).

La lèpre est infligée par Dieu. Même si un comportement immoral de péché n'est pas directement associé à la lèpre, la maladie reste toujours infligée par Dieu. Dans l'histoire de la lèpre infligée à Moïse, le Seigneur lui dit d'introduire sa main sous le manteau, et lorsqu'il retira sa main quelques instants plus tard, sa main était devenue lépreuse et blanche comme de la neige (Exode 4, 6). Dans le livre des Lévitiques, le Seigneur s'adressa à Moïse et à Aaron en disant que, lorsqu'ils mettraient pied sur la terre de Canaan, cette terre qu'ils recevront en cadeau, il mettrait la lèpre dans une maison (Lévitiques 14, 33-34). Et dans l'histoire d'Uzziah, bien qu'ici il ne s'agisse pas de péché, le roi eut la lèpre au front, parce que le Seigneur l'avait frappé (2 Chr 26, 20).

La lèpre a besoin d'une réparation solennelle. Que la lèpre provienne d'un comportement de péché ou non, elle exige une réparation venant d'un prêtre. Nous trouvons en grand détail au chapitre XIV du livre des Lévitiques. Le prêtre doit offrir un sacrifice en expiation pour celui qui a péché. Ensuite, celui-ci devra offrir un sacrifice d'un animal qu'il tuera (Lévitiques 14, 19).

La lèpre exige une exclusion, des interdictions et une stigmatisation sociale. C'est dans le chapitre treize du livre des Lévitiques que nous trouvons de nouveau l'exclusion et la stigmatisation du lépreux. La personne qui est atteinte de la lèpre doit porter des habits déchirés et elle doit laisser les cheveux de sa tête ébouriffés ; elle doit couvrir sa lèvre supérieure et crier à haute voix « impur, impur ». Elle devra rester sale aussi longtemps qu'elle aura la maladie. Elle doit vivre seule en dehors du camp (Lévitiques 13, 45-46).

La lèpre dévore de manière incontrôlée la chair. Aaron et Moïse implorent la cause de Myriam pour qu'elle ne soit pas comme une mort-née dont la chair est à moitié dévorée lorsqu'elle sort du ventre de sa mère (Nombres 12, 12).

La lèpre peut aller jusqu'à la mort et même au-delà. Le prophète Élisée dit à Guéhazi que la lèpre de Naaman s'attachera à lui et à sa descendance pour toujours (2 R 5, 27) et le roi Azarias devint lépreux durant toute sa vie (2 Chr 26, 21).

Nous ne pouvons pas dire que tout ce que nous venons de relever dans l'Ancien Testament sur la lèpre se rapporte au VIH-sida. De toutes les façons, certains points reviennent souvent en Afrique où la maladie est considérée comme une maladie des gens minces (maigres), à cause de la dégénérescence physique choquante de ceux qui en souffrent.

L'association de la maladie et de la responsabilité des malades est une ancienne croyance et reste toujours présente. La punition de Dieu a toujours été associée à chaque épidémie à travers l'histoire, pour justifier le fait que certaines personnes sont malades et d'autres pas. La maladie est ainsi une punition de Dieu. Elle est infligée aux hommes pour les punir de leur péché et leur donner l'occasion de réhabilitation ; pour les mettre en garde en vue qu'ils deviennent vertueux ; pour leur montrer le fait que le mauvais est condamné à la perdition et que le bon finit toujours par triompher ; ou pour montrer qu'un certain ordre cosmique a besoin de punir le péché. Dans l'Ancien Testament, dans le livre des Nombres (11, 31-33), nous lisons que les Israélites qui essayèrent par leurs propres moyens de trouver le chemin vers la Terre promise, furent instruits par Dieu de ne pas manger de la viande, mais désobéirent et furent frappés d'un fléau terrible.

Les amis de Job lui disent que Dieu le punit par des pertes et des maladies pour ses mauvaises manières et qu'il devait chercher la repentance (Job 4, 7-9). Job va rejeter cette manière de voir les choses en disant qu'il n'avait rien fait de mal. À la fin, Dieu sera du côté de Job en indiquant que ses amis avaient tort.

Si nous jetons un coup d'œil dans le monde pour savoir qui est florissant de santé et qui ne l'est pas, il serait déraisonnable de conclure que les mauvais sont en train de périr, tandis que les bons sont florissants de santé. Certaines bonnes personnes meurent jeunes et certaines personnes nuisibles mènent une vie paisible et sont en bonne santé jusqu'à un âge avancé de leur vie. Si la maladie est une punition, pourquoi des millions d'enfants innocents doivent-ils souffrir et mourir ?

Ce que nous pouvons dire est que ceux qui sont atteints de VIH-sida ne devraient pas être discriminés à cause de leur maladie. Ils ont besoin de chacun de nous et de la communauté, car ils sont non seulement nos semblables, mais ils ont été créés à l'image de Dieu. Il faut parler à ces hommes qui sont atteints de Dieu et de notre responsabilité collective envers eux en tant qu'humains. Il faut utiliser davantage les paroles de l'espoir et des actions teintées d'amour. Tout cela sera vrai, dans la mesure où nos paroles et nos actions seront modelées par une compréhension exacte de la situation et une identification vraisemblable des revendications de la justice. Le livre de la Genèse répète plusieurs fois que l'être humain a été créé à l'image de Dieu. On peut lire cela dans Genèse 1, 26. Plus loin, le narrateur dit que Dieu demande aux premiers hommes d'être féconds. Nous trouvons le même langage dans Genèse 5, 3 avec référence à la procréation humaine.

Dans le Nouveau Testament, la notion d'image de Dieu est utilisée avec une référence spéciale à la relation de l'homme avec Dieu dans ses dimensions christologiques, car le Christ est l'image de Dieu. Nous trouvons deux longues histoires de la lèpre. Il y a l'histoire de la purification de la lèpre que nous trouvons dans les Évangiles synoptiques (Marc 1, 40-45 ; Matthieu 8, 1-4 ; Luc 5, 12-16). Et il y a l'histoire de dix lépreux que l'on retrouve uniquement chez Luc (17, 11-19).

La tradition chrétienne considère le corps comme faisant partie de l'économie de la création. Les êtres humains appartiennent à Dieu et vivent sous sa souveraineté. Ils proviennent de Dieu et rentrent à Dieu. Il faudrait alors voir la vie et la mort à la lumière de l'économie de Dieu sur l'existence humaine. Que les gens meurent ou vivent, ils appartiennent à Dieu. C'est ce que l'apôtre Paul nous montre dans son épître aux Romains (Rm 14, 7-9).

Il n'y a pas seulement cette image de Dieu qui nous attache à ces nombreux malades du VIH-sida. Nous pouvons parler également de la commisération. Lorsque nous lisons dans l'Évangile de Luc (8, 43-48), cette femme qui souffrait d'une perte de sang depuis douze ans, nous nous trouvons en présence d'une femme qui souffrait d'un état chronique de sa situation qui l'aurait empêchée d'avoir des relations sexuelles normales et lui aurait attiré l'isolation et laissé avec des traces sociales. À la manière de ceux et celles qui sont atteints du VIH-sida, cette femme était exclue de la vie sociale comme résultat de la peur que les autres membres de la communauté éprouvaient au risque d'être contaminés. Toute la scène nous présente la femme comme une personne couverte de honte et manquant d'amour-propre, de sorte qu'elle ne pouvait pas s'aventurer à approcher Jésus. Elle cherchait simplement à venir à sa proximité, juste assez pour toucher son vêtement. Elle avait souffert ce grand déshonneur public durant douze ans. Douze ans d'isolation et de raillerie méprisante. Douze ans durant lesquels elle était coupée de tout ce qui pouvait soutenir sa vie.

C'est la femme elle-même qui va prendre l'initiative d'approcher Jésus, car les disciples qui l'entouraient la défendaient de le toucher. La guérison représente quelque chose de grandiose pour la femme pour oublier les douze années de mépris et de timidité. Tout en tremblant, elle s'approche de Jésus pour se faire connaître comme étant la bénéficiaire de la puissance de Jésus. Et Jésus de dire à la femme que c'était sa foi qui l'avait sauvée.

Cette guérison de la femme et les innombrables personnes qui s'occupent des victimes du VIH-sida, nous montrent que la compassion est la réponse adaptée pour tous ceux et toutes celles qui cherchent d'être entendus, d'être reçus. Par cette guérison, cette femme pouvait réintégrer sa communauté. La compassion peut être considérée comme étant une forme fondamentale de disponibilité pour les autres.

La compassion génère également l'espoir. Cela nous permet de nous mettre à la place de l'autre et de sentir ce qu'il sent et ressent et de l'apprécier à sa juste valeur en vue de faire quelque chose pour soulager sa souffrance. Le respect de la compassion exige que l'on puisse être attentif à l'autre de telle sorte que l'on puisse éveiller de l'espoir pour des soins appropriés. Agir par compassion, c'est agir par amour poussé par la justice. Dans les Écritures, il n'existe presque pas de différence entre l'amour et la justice, la compassion et l'action. L'amour de Dieu se réalise dans la justice. La compassion unit l'amour et la justice, pour aboutir à l'action. La compassion ne nous conduit pas à regarder les événements avec sympathie, mais plutôt elle engendre l'action pour la justice.

L'être humain ayant été créé à l'image et à la ressemblance de Dieu, mérite ainsi le respect et la dignité. Tous ceux qui sont atteints de VIH-sida, qu'ils soient homosexuels ou hétérosexuels, jeunes ou moins jeunes, méritent de posséder et de faire respecter leur dignité. Ils sont tous des enfants d'un seul Dieu.

Le respect de la vie va de la conception à la fin de la vie de chaque être humain.

Le Nouveau Testament reconnaît la souffrance comme faisant partie de la vie de chaque jour et qu'elle doit être acceptée avec courage[79]. Les souffrances à supporter sur cette terre des hommes n'ont rien à voir avec l'immensité de la vie qui est cachée avec le Christ en Dieu (Col. 3, 3). Nous retrouvons cette

---

[79] Pour ce qui suit, voir SHELP, E.E. & SUNDERLAND, R.H., *AIDS and the Church*, The Westminster Press, Philadelphia, 1987, p. 56 ss.

notion de souffrance dans le Nouveau Testament en trois niveaux. D'abord, les douleurs intenses que l'on pourrait avoir seraient nettement les conséquences de l'emprisonnement et de la persécution à cause du témoignage de la foi comme croyant en Jésus-Christ. Nous avons comme exemple dans ce cas, la mort d'Étienne à coups de pierres. Ensuite, la souffrance d'une personne ou d'un groupe peut être le résultat de l'oppression par une personne ou un groupe. L'exemple que l'on cite plus fréquemment, est le fait de dominer avec violence par un abus d'autorité des puissants et des riches au détriment des faibles et des sans défense. Et finalement, la douleur et les souffrances peuvent provenir de la maladie ou de l'incapacité physique ou mentale.

Pierre, par exemple, parle de souffrir au nom du Christ lorsqu'il prévient ses lecteurs qu'ils devront souffrir à cause des jugements de toutes sortes. Ces jugements se passeront « afin que l'épreuve de votre foi, plus précieuse que l'or périssable ait pour résultat la louange, la gloire et l'honneur, lorsque Jésus-Christ apparaîtra » (1 Pierre 1, 6-7). Paul exprime souvent la même pensée. Lorsqu'il écrit aux Corinthiens, il donne l'exemple de son témoignage de foi (2 Co 6, 4-5, 9-10). Le onzième chapitre de cette lettre aux Corinthiens est l'une des plus riches images de son témoignage de foi (2 Co 11, 23-26).

Nous trouvons déjà dans la bouche de Jésus une telle allégation dans Matthieu 5, 11-12 lorsque Jésus dit que ses disciples allaient souffrir en son nom comme les prophètes avaient souffert avant eux. Cela veut dire que lorsque l'on éprouve la souffrance en forme de maladie physique, il faudrait l'accepter et l'endurer comme une rude épreuve, comme le dit saint Pierre (1 Pierre 4, 12-13, 16), à savoir, comme un jugement envoyé pour mettre à l'essai la foi du croyant.

Mais nous pouvons avoir la souffrance provenant de l'injustice humaine et dont Jésus élève la voix pour protester. Le mal ne peut pas continuer d'exister en présence de l'amour de Dieu. Et ceux qui veulent suivre le Christ doivent avoir comme première obligation de s'occuper des pauvres.

De même que l'injustice n'a pas de place en présence du Seigneur consacré, de même ne pourrait être tolérée la maladie contre la puissance de Dieu. Dans la pensée judaïque, la maladie était considérée comme une conséquence du péché, et donc une punition de Dieu. Ainsi, la guérison devrait être attestée par un prêtre qui reconnaissait que les symptômes de la maladie ou de l'infirmité avaient disparu, et sur quoi le prêtre déclarait que la souillure était supprimée et que la personne autrefois invalide pouvait réintégrer la communauté dans l'intérêt général de la loi.

C'est sur ce point que le ministère de Jésus pour les malades a été placé. Il a rejeté l'ancienne disposition qui considérait la maladie ou l'infirmité comme punition provenant d'un acte de désobéissance à la loi de Dieu. C'est comme si cela était un châtiment de Dieu pour le péché de l'homme. Jean dans son évangile nous rapporte une question des disciples adressée à Jésus concernant un homme aveugle. Les disciples voulaient savoir qui de ses parents ou de lui-même, l'aveugle, avaient péché. Et Jésus de répondre que ni lui-même ni ses parents n'avaient péché. Cet homme était né aveugle pour faire preuve du pouvoir de Dieu en le guérissant (Jean 9, 2-3).

Les Évangiles nous montrent Jésus à l'œuvre dans deux types de guérison : d'un côté, il expulse les démons, et de l'autre, il guérit les malades et les personnes handicapées. Jésus envoie au-devant de lui les douze avec comme instruction de guérir les malades, ressusciter les morts, purifier les lépreux, et chasser les démons (Mat 10, 8). À Capharnaüm, les foules lui amenèrent tous ceux qui étaient malades ou des possédés du démon (Mc 1, 3).

La maladie était un signe de désordre dans la création de Dieu qui se termine par la mort physique. Alors que la maladie et la mort sont habituellement supposées comme étant une évidence de l'activité du mal, la guérison de la maladie est par contre une démonstration de l'annonce du royaume et de la commisération de Jésus envers tous ceux qui, à cause de leur maladie, sont incapables de vivre pleinement leur vie.

L'intensité de la réponse de Jésus envers la souffrance de l'homme est éclairée par l'exemple de l'histoire de la guérison d'un estropié (Mc 3, 1-6). La guérison se passe le jour du sabbat, le jour de repos, dans la mesure où selon la tradition juive la guérison ne devait pas avoir lieu le jour du Seigneur et que l'on devait laisser le malade affronter la mort ; car la maladie se confond au voisinage de la mort. La lutte contre la maladie est un combat pour sauver le souffrant du pouvoir de la mort et de sa menace. Les bénéficiaires de la miséricorde de Dieu ne sont pas les autorités religieuses et les érudits de la loi, mais les pauvres, les infirmes et les affligés.

Lorsque Jésus accueille les malades et les infirmes à bras ouverts, il demande à tous ceux qui le suivent de faire de même. La manière, dont tous ceux qui suivent le Christ répondent à tous ceux qui sont atteints de VIH-sida, reste une indication du degré de bonne foi avec lequel ils suivent l'exemple de Jésus.

Les pauvres dont il est question dans la Bible et spécialement dans le Nouveau Testament comprennent les veuves, les orphelins, les sans père, les voyageurs, les étrangers, les pauvres, les affligés, les asservis, les opprimés, les malades, les assoiffés, les affamés, les dénudés, les pécheurs, les prostitués, les collecteurs d'impôt ou publicains. Sans tenir compte de leur rang social, les pauvres étaient des gens que l'on pouvait placer dans les catégories suivantes[80] : – une personne manquant de ressources nécessaires pour subvenir à ses besoins dans la société ; – une personne dépréciée et méprisée selon les normes et les valeurs dominantes : – une personne dont les droits et les revendications semblent facilement être ignorés, la rendant vulnérable à l'exploitation et aux abus de tout genre ; – une personne dont le statut inférieur était socialement accordé, imposé et affirmé pour renvoyer à l'estimation de Dieu sur cette personne.

On peut dire sans se tromper que les personnes atteintes de VIH-sida satisfont les critères pour faire partie de la catégorie biblique des pauvres. Les pertes qu'ils font financièrement et même physiquement, font de ces individus des personnes dépendantes des autres, et sont incapables de subvenir elles-mêmes à leurs propres besoins et défendent inefficacement leurs intérêts. Ces individus sont pour la plupart craints et frappés d'exclusion de leur société à cause de leur maladie. Ces individus vivant avec le VIH-sida sont une manifestation évidente des pauvres qui, malgré le jugement de la société, sont aimés par Dieu et méritent d'être traités avec compassion par tous ceux qui se disent disciples du Christ et enfants de Dieu.

Lorsque l'on parle de la souffrance, on ne peut pas passer à côté de la croix qui est le symbole central du christianisme. La mise en croix est le moyen par lequel Jésus de Nazareth a trouvé la mort de manière atroce. La crucifixion nous parle

[80] Cf. SHELP, E.E. & SUNDERLAND, R.H., *AIDS and the Church*, The Westminster Press, Philadelphia, 1987, p. 88.

certainement de la souffrance. Mais avant tout, la croix demeure un scandale. Dans la mesure où la croix était une arme d'exécution, une forme de punition capitale pour les brigands et malfaiteurs, alors que Jésus était un homme innocent qui fut injustement exécuté, la crucifixion ne saurait être considérée comme la volonté de Dieu. On ne peut comprendre la mort de Jésus que dans le contexte de sa vie et de sa résurrection. Saint Paul nous rappelle dans son épître aux Corinthiens que la croix sans la résurrection n'a pas de sens (1Cor 15, 17).

Jésus fut exécuté comme auteur d'un crime politique et comme blasphémateur proférant des paroles injurieuses à l'égard de la religion juive. Sa mort est une conséquence de ses prédications dangereuses dans le royaume de Dieu. Ses guérisons et les disciples à sa suite avaient menacé les frontières traditionnelles qui mettaient une ligne de démarcation entre les initiés et les non-initiés dans le domaine religieux et le domaine politique. Jésus va choquer les autorités religieuses en prêchant le pardon des péchés qui était la prérogative de Dieu. Il va jusqu'à toucher les lépreux et s'entretenir avec les Samaritains. Il se lia d'amitié avec les femmes et les collecteurs d'impôts qui collaboraient étroitement avec l'occupant romain. Il va jusqu'à les inviter à faire partie de ses disciples. Comme un Juif fidèle, il va interpréter de manière radicale la tradition juive et les lois de l'observance du sabbat et de la pureté rituelle. Son style de vie émancipateur, ses béatitudes et ses paraboles qui indignent les auditeurs et la compassion inconditionnelle de Dieu qu'il va incorporer dans sa personne et son style furent des défis extrêmes dans les structures politiques et religieuses de son temps.

Les gens doivent comprendre qu'être chrétien, c'est parfois s'attendre à des oppositions de différentes sortes et même à des situations d'éventuels dangers. Le fait d'accepter d'être fragile, limité et d'être sujet à la mort comme des éléments inévitables de l'existence humaine, est le premier pas que l'on peut faire en vue de vivre pleinement et librement. Lorsque les gens ne sont pas disposés ou incapables de faire face à ces faits, ils ont tendance à être asservis par la peur, incapables qu'ils sont de nouer des relations et de participer à des activités humaines normales. Et pourtant, la foi chrétienne veut que l'amour puisse chasser la peur et pousse les gens à tisser des relations. Vivre dans l'amour ne veut pas dire ignorer les risques. Mais cela veut dire en fait qu'il faut placer ces risques dans le sens des proportions et agir prudemment.

Mais il n'est pas interdit de résister. La résistance peut être considérée comme une réponse à la souffrance. Et cette résistance peut prendre plusieurs formes. Si en face du VIH-sida, nous nous lamentons, c'est parce que nous avons l'espoir. Nous savons que Jésus face à la mort et à la souffrance avait lancé un cri de lamentation : « Mon Dieu, mon Dieu, pourquoi m'as-tu abandonné ? » (Traduction de *Eli, Eli lama sabbachthani*, en hébreux ; Matthieu 27, 46 ; Marc 15, 34 ; Psaume 22, 1). Il est bon que l'on s'arrête en silence devant la croix, dans la mesure où nous avons l'espoir que le futur sera différent du présent. Et ce futur se trouve entre les mains du Dieu vivant. Nous poussons des lamentations à cause des milliers de femmes et d'enfants qui sont déjà morts du VIH-sida. Nous poussons des lamentations en face de la croix pour ces millions d'hommes qui vivent avec le virus. Nous poussons des lamentations parce qu'il est permis d'espérer, il est permis d'imaginer un futur qui sera radicalement différent de l'actuelle réalité.

2. *Les problèmes éthiques du VIH-sida et de la prévention*

Plusieurs problèmes que l'on rencontre dans la gestion des patients atteints du VIH-sida dans la pratique médicale, ne peuvent pas être résolus uniquement avec des connaissances médicales. Prendre des décisions responsables dans ces situations doit nécessairement inclure un examen approfondi, des valeurs, des intérêts, des droits, des objectifs et des obligations des personnes concernées.

Est-ce que la morale peut nous aider à résoudre des problèmes posés par la crise du VIH-sida ?

Nous pouvons arriver à identifier certaines questions critiques qui font partie des concepts éthiques des droits et des devoirs. Parmi ces questions, nous pouvons épingler : Est-ce que les personnes qui sont infectées par le virus du sida possèdent certains droits de base, comme la confidentialité ? Est-ce que ces mêmes personnes séropositives ont certaines obligations de base comme la protection des tiers ? Les médecins possèdent-ils certaines obligations, par exemple, le respect de la confidentialité de leurs patients ? Est-ce que le fait de protéger les tiers fait partie aussi des obligations du médecin ? Que faut-il faire lorsque les divers droits et devoirs sont en conflit ?

Parmi les nombreuses pensées éthiques qui se penchent sur le domaine médical, nous avons les arguments utilitaristes qui mettent l'accent sur le résultat ou sur les conséquences des actions. Ils évaluent l'équilibre entre les avantages et les désavantages. On ne saurait accepter une action que dans la mesure où celle-ci procure une augmentation du bien-être général au profit du plus grand nombre.

Les autres théories prennent en considération le mal et le bien d'un acte en lui-même. Elles mettent en pratique une série de principes universels par lesquels une action serait jugée, et elles font valoir un devoir de faire le bien et de ne pas faire le mal. Il serait insuffisant ici de considérer les fins comme justifiant les moyens ; les êtres humains ne devraient pas être utilisés simplement pour servir de moyen en vue d'aider la fin des autres, et nous devons respecter l'intégrité et la dignité de chaque être humain comme individu autonome.

Les utilitaristes et les déontologistes ne sont pas réciproquement inconciliables. Toutes les actions éthiques devraient chercher des bonnes fins. Faire le bien est souvent basé sur les prémisses d'un devoir envers les autres personnes. Cependant, les actions que l'on utilise pour améliorer le bien-être de toute une communauté ou pour la protéger, peuvent se trouver en conflit avec un devoir des malades.

La primauté accordée à l'autonomie par l'éthique déontologique est récusée par l'éthique communautaire qui, elle, met l'accent sur les valeurs partagées, les idéaux et les besoins de la communauté, et elle propose que les besoins de la communauté élargie puissent avoir de la préséance par rapport aux droits et aux désirs des individus particuliers.

S'il faut considérer les choix et les décisions qui assurent le bien-être des malades, il faut dire que les qualités de caractère sont à la base du raisonnement au sein de l'éthique de la vertu. Ces qualités comprennent la prudence, la loyauté, l'équité, l'intégrité, la modestie, la compassion, la force d'âme et la modération[81]. On demandera à un médecin qui a affaire aux individus séropositifs ou à ceux qui ont le VIH-sida, d'avoir un bon caractère ou d'être vertueux.

Les vertus sont des dispositions et des habitudes qui proviennent de ce que nous sommes ou de ce que nous voulons devenir. Ces dispositions nous montrent comment y parvenir. La tâche de la vertu est de pouvoir acquérir et développer les pratiques qui perfectionnent un agent moral à devenir une personne morale dans ses actes. C'est ainsi que les actions et le caractère d'un agent moral vont s'améliorer par la pratique de ces vertus.

Les vertus ne nous donnent pas des indications détaillées pour devenir un certain type de personne, mais elles nous offrent une sorte de cartes routières pour y arriver. Dans la situation présente du VIH-sida, certaines vertus peuvent nous donner une certaine orientation générale pour faire face à la maladie. Nous allons en quelques mots parcourir cinq vertus qui peuvent nous aider à lutter contre le VIH-sida : l'espoir, la fidélité, les soins de soi-même, la justice et la prudence[82].

L'*espoir* ou l'espérance dans la religion catholique est une vertu qui donne une vision particulière et soutenue de la morale. C'est une vertu communautaire. Elle est aussi liée à l'aide que l'on reçoit ou que l'on donne. Elle est un acte de la communauté. Celle-ci peut être ici tout un pays ou des pays qui

---

[81] Cf. MAPPES, T.A. & DE GRAZIA, D., *Biomedical Ethics*, 5e édition, McGraw-Hill, Boston, 2001, p. 1-55 ; cité par DHAI, A. & NOBLE, R., *Ethical Issues in HIV*, in: *Best Practice & Research Clinical Obstetrics and Gynaecology* 19, 2 (2005): 255-267, ici à la page 257.
[82] Pour ce qui suit, voir CIMPERMAN, M., *When God's People Have HIV/AIDS: An Approach to Ethics*, Orbis Books, Maryknoll, New York, 2005, p. 43-61.

sont impliqués dans l'aide financière de l'UNAIDS. La communauté peut être aussi une famille ou des familles qui se serrent les coudes pour aider un membre qui se bat contre le virus du sida. Ces groupes espèrent naturellement qu'il y ait un vaccin, et pourquoi pas un remède pour le traitement.

La *fidélité* est une vertu des relations spécifiques. Les liens qui proviennent de la fidélité sont très spécifiques et marqués par un respect profond et constant de la dignité propre de chaque personne. La fidélité indique les relations qui existent entre les parents et leurs enfants. Ces relations se développent au fur et à mesure que les enfants grandissent et arrivent à maturité.

La fidélité qui marque une amitié dépend du niveau des relations que l'on entretient. Il y a un niveau d'égalité et de mutualité dans l'amitié qui est différente dans les relations entre les parents et les enfants. La fidélité entre deux personnes dans les relations engagées possède un autre niveau de profondeur et de largesse de mutualité. Mais ces relations sont également marquées par l'égalité qui existe entre les personnes qui sont en relation. On aurait une réduction de contamination du VIH-sida si les interactions à l'intérieur de ces relations, surtout dans les relations du mariage, étaient marquées par la fidélité. Celle-ci exige un engagement mutuel qui doit prendre forme et grandir. Il s'agit de s'engager dans des relations qui ouvrent la voie non seulement à grandir ensemble, mais à promouvoir également le bien de l'autre. Ce qui fait que la fidélité reste un engagement permanent qui demande une grande dose de maturité au départ et un engagement à vie de grandir dans l'épanouissement. Dans la fidélité, chaque personne arrive à son épanouissement personnel tout en étant en relation avec l'autre.

La fidélité possède trois caractéristiques ou expressions importantes : communication mutuelle honnête, expressions palpables et consistance.

La fidélité exige une communication mutuelle honnête. Il faudrait être prêt à partager ce qui nous est le plus cher. Il faudrait aussi être prêt à écouter et à entendre les préoccupations de celui ou de celle que nous aimons. Ce qui va déboucher sur un échange honnête entre les deux partenaires. La fidélité exige que l'on puisse ensemble discuter des situations qui affectent l'autre partenaire, comme le travail, les relations amicales, etc.

Une communication honnête à la lumière du VIH-sida exigera que les partenaires puissent échanger leurs antécédents médicaux. Un partenaire aura le droit de savoir si son époux ou épouse dans ses déplacements sur le compte de son travail, par exemple, s'est adonné à des activités qui pouvaient présenter un risque pour les deux et pour leur bien-être commun. Il faudrait jouer cartes sur table au sujet des activités sexuelles qui peuvent donner des risques à l'autre partenaire des éventualités des maladies sexuellement transmissibles. Il en est de même pour l'utilisation des drogues ou d'un autre comportement à risque. Ces comportements peuvent être une source de transmissions du virus du sida. La fidélité exige de bien vouloir avoir l'obligeance de communiquer à l'autre partenaire en vue d'assurer sa sécurité contre l'infection. La communication est ainsi un moyen par lequel on cherche la réconciliation pour ses propres erreurs si l'on respecte effectivement le désir de les réparer.

La fidélité dans les relations est aussi marquée par des expressions qui se concrétisent dans l'engagement. Le respect de l'autre s'exprime en honorant son propre corps et le corps de son partenaire. C'est à travers ce corps que l'on exprime l'amour, la joie, la tristesse, le stress et la guérison. Et la fidélité nous rappelle que les expressions du corps sont des récits sacrés qui doivent être honorés comme tels.

Un troisième indicateur de la fidélité est la consistance. La fidélité demande beaucoup de temps et également beaucoup d'efforts. Faire une promesse de fidélité, c'est faire face à un moment de grande confiance et de grand risque. La fidélité à l'époque du VIH-sida est une réponse constante face à la souffrance de l'autre, que l'autre ne pourra jamais être abandonné en temps de besoin.

Ses propres soins sont la responsabilité que chacun de nous doit à lui-même de manière affective, mentalement, physiquement et spirituellement. Mais cela ouvre aussi l'autorisation des autres de s'occuper de moi. Le fait d'accepter ses propres soins exige que l'on puisse reconnaître sa propre réalité et de travailler positivement à l'intérieur de cette réalité.

La *justice* rappelle à l'homme son appartenance à l'humanité et que chaque membre de cette humanité devra faire tout ce qui est à son pouvoir pour l'épanouissement de tous. L'acquisition des informations adéquates sur le virus et la maladie ; rendre accessible à tous et surtout à ceux qui en ont le plus besoin des thérapies, sont autant des signes d'une justice équitable.

La *prudence* appartient au bon conseil concernant les choses qui ont trait à la vie entière de l'homme et à sa fin. Elle est dans la logique du bien agir, la dernière occasion mettant fin à la délibération par la résolution et le passage à l'acte. La vertu de prudence est la vertu de la pensée qui s'exécute, qui exerce une activité. Elle se fixe profondément dans l'intelligence, et est en relation avec la bonne volonté. Elle est dirigée vers la situation du jugement concrètement pratique. Le jugement prudentiel fait appel à l'expérience capitalisée dans le passé, l'ensemble du savoir des principes de l'agir, l'allégeance par rapport à l'intention éthique originaire, l'estimation révisée de la situation, la capacité de création de l'imagination créatrice, la considération des conséquences de l'action. Agir ici devient le fait de faire participer la pensée à l'action. La prudence nous invite à aller au-delà de la maladie. On voit la personne qui est infectée et nous trouvons des moyens de l'inviter dans la communauté. Et nous faisons tout le nécessaire pour que la communauté puisse répondre à la réalité du sida.

L'éthique des soins, qui est semblable à certains égards à l'éthique de la vertu, se concentre sur les traits de caractère que les individus prennent profondément à cœur dans les relations personnelles intimes comme la compassion, la solidarité, la fidélité, l'amour et l'amitié. Les meilleures décisions qui proviennent de l'attention que l'on accorde aux relations personnelles et interpersonnelles, sont mises en valeur alors que le rôle des droits et des principes est minimisé.

Dans l'éthique déontologique, les principes fondamentaux utilisés comme guides pour les actions professionnelles et pour résoudre des obligations conflictuelles dans les soins de santé sont le respect de l'autonomie, la bienfaisance, la non-malfaisance et la justice[83].

La justice distributive implique le besoin de faire la distribution des bienfaits et des charges des soins de santé de manière équitable dans la société. Ceci est particulièrement important dans le contexte des ressources médicales limitées et dans le cadre des violations des droits de l'homme.

---

[83] Cf. BEAUCHAMP, T.L. & CHILDRESS, J.F., *Principles of Biomedical Ethics*, 5e édition, Oxford University Press, New York, 2001 ; EKANGA, B., *Les Fondements éthiques de la Bioéthique,* iUniverse, Bloomington, Indiana, 2013.

Comme on peut le constater, le fait de prendre une décision éthique ne voudrait nécessairement pas dire qu'il faudrait exclusivement compter sur une démarche essentiellement unique. Les problèmes qui ne cessent de s'amplifier dans la gestion du VIH-sida sont souvent complexes pour que l'on puisse les résoudre au moyen des règles simples ou par la mise en pratique de manière rigide des principes éthiques. Dans presque toutes les situations difficiles qui exigent un discernement éthique, des tensions surviennent entre le bien-être et les intérêts des malades, et les intérêts de la partie tierce.

Le mode principal de transmission du VIH-sida reste surtout en Afrique le contact hétérosexuel. Ce qui fait que pour la prévention, il faudrait en premier lieu viser à atteindre ceux qui sont engagés dans les relations hétérosexuelles. Les études ont montré jusqu'à présent que l'usage du préservatif reste un moyen efficace pour combattre le VIH-sida, mais également les maladies sexuellement transmissibles et l'hépatite B. Pour beaucoup qui ont cru que l'utilisation du préservatif allait augmenter le comportement sexuel illicite, il apparaît que l'éducation qui inclut les informations sur l'utilisation appropriée du préservatif n'augmente en rien le taux des relations sexuelles. À cela, il faut ajouter dans la prévention le retard dans la première rencontre sexuelle chez les adolescents[84].

---

[84] Cf. GUTTMACHER, S., LIEBERMAN, L. & WARD, D., *Does Access to Condoms Influence Adolescent Sexual Behavior?*, in: *The AIDS Reader* 8 (November/December 1998): 201-209; SELLERS, D.E., MCGRAW, S.A. & MCKINLEY, J.B., *Does the Promotion and Distribution of Condoms Increase Teen Sexual Activity? Evidence from an HIV Prevention Program for Latino Youth*, in: *American Journal of Public Health* 84 (December 1994): 1952-1959; KIRBY, D., BRENET, N.D., HARRIST, R., *et alii*, *The Impact of Condom Distribution in Seattle Schools on Sexual Behavior and Condom Use*, in: *American Journal of Public Health* 89 (February 1999): 182-187; cité par FULLER, J.D. & KEENAN, J.F., *Introduction: At the End of the First Generation of HIV Prevention, in:* KEENAN,

Ceci a été démontré dans plusieurs pays comme en Ouganda, au Sénégal et en Thaïlande, pour ne citer que ces pays[85]. D'autre part, le sida se présente comme étant la cause numéro un de la mort parmi les adolescents en Afrique et la cause numéro deux chez les adolescents ailleurs dans le monde. S'il faut en croire l'UNICEF, dans les populations touchées par le VIH, les adolescents sont le seul groupe dans lequel la mortalité ne baisse pas[86].

En plus, il faudrait tabler sur le comportement sexuel qui est ancré dans plusieurs cultures africaines. Il s'agit entre autres de cette sexualité machiste qui fait que pour être vraiment un homme, il faut être derrière les femmes. Ce qui est lié à cette identité masculine, c'est l'inventaire méthodique d'une sexualité insatiable, le besoin d'une multitude des partenaires sexuelles. Pour qu'il y ait progrès substantif et réel dans la prévention, il faudrait qu'il y ait également changement dans le chef des cultures qui ne donnent pas à la femme un droit de s'exprimer et de prendre position en ce qui concerne, par exemple, l'usage du préservatif. C'est le cas, par exemple, lorsque le mari est infecté et qu'il peut transmettre le VIH-sida à sa femme. Combattre aussi cette culture qui ferme les yeux

---

J.F., (ed.), *Catholic Ethicists on HIV/AIDS Prevention*, The Continuum International Publishing Group Inc./The Continuum International Publishing Ltd. New York/London, 2000, p. 21-38, ici p. 35.

[85] On signale qu'en République démocratique du Congo (à l'époque Zaïre), la vente des préservatifs était passée de 933 000 en 1988 à 4 140 000 en 1989 ; en 1990, la distribution des préservatifs était faite d'un taux de neuf millions par an. Cf. *"Social Marketing" of Condoms Helps Combat AIDS in Zaïre*, in: *New York Times*, September 18, 1990, A6 ; cité par SHELP, E.E. & SUNDERLAND, R.H., *AIDS and the Church: The Second Decade*, Westminster/John Knox Press, Louisville, KY, 1992, p. 186.

[86] Cf. UNICEF's Statistical Update on Children, Adolescents and AIDS. www.childrenandaids.org. Cité par la *Revue Francophone des Laboratoires* – avril 2016 – N° 481.

sur l'infidélité de l'homme et exige de la femme une fidélité absolue.

Jusqu'à présent, les problèmes éthiques soulevés par l'épidémie du VIH-sida ne se tenaient qu'au niveau des droits et des responsabilités des individus. Il faudrait également poser le problème au niveau des responsabilités de la communauté.

La *casuistique* traite d'une utilisation des principes moraux dans des cas particuliers. La casuistique suppose des règles. Lorsque l'on parle de la casuistique, il s'agit souvent de lutter contre la vigueur et la fonction des normes morales, particulièrement dans des situations de conflit moral.

Le rôle de la casuistique est de trouver des solutions pratiques qui sauvegarderaient toutes les valeurs intrinsèques aux situations en présence. Ainsi, la casuistique s'oppose à l'interprétation rigide et rigoriste des règles morales.

Dans certaines situations, certaines choses peuvent devenir plus importantes et donc avoir de la préséance sur les autres. Et l'idée d'une hiérarchie des valeurs implique que la valeur la plus élevée ait de la priorité sur les autres.

Un autre problème éthique qui se pose est celui du dépistage. Faut-il obligatoirement et systématiquement faire le dépistage du VIH-sida ? Le dépistage serait une arme efficace pour protéger la communauté. Il préviendrait la transmission de la maladie ou alors améliorerait ses effets. On voit donc que les avantages sociaux anticipés ou les avantages médicaux l'emportent nettement sur les dommages, les coûts et le poids du fait que l'on impose le dépistage.

Il existe des individus dont on peut dire qu'ils n'ont aucun risque de contracter le VIH-sida. Il s'agit de ceux qui vivent dans la monogamie et qui sont fidèles ; ceux qui n'ont pas des relations sexuelles de quelle manière que soit ; ceux qui ne font pas usage de la drogue et n'utilisent pas les aiguilles ; ceux qui n'ont jamais eu de transfusion sanguine ni d'acupuncture, ni des tatouages, etc. Tous ces individus ne vont récolter aucun bénéfice en faisant le test. Si le test est imposé à tout le monde, on peut dire que cela serait une mesure arbitraire pour eux et contre leur volonté, et leur causerait beaucoup de mal.

Pour les individus qui ont été en face d'un risque potentiel de contracter le virus et qui se retrouvent séronégatifs, il existe plusieurs bénéfices à la connaissance de ce résultat. Ils seront rassurés et laisseraient tomber un poids énorme de leur esprit en sachant qu'ils avaient pris des risques sérieux. Et ainsi, ils pourront clarifier leur plan d'avenir pour les motiver à un changement radical de leur comportement dans la prévention de la maladie.

Pour les individus qui se trouveraient séropositifs, il faudrait alors qu'ils se mettent dans un programme de traitement qui serait capable d'arrêter l'évolution de la maladie. Il paraît que le traitement précoce avec l'AZT (Zidovudine) retarde l'apparition des symptômes cliniques. Il faut dire que le test n'est utile que dans la mesure où il existe un traitement. Ce test est un facteur moral positif au bénéfice des individus séropositifs, en leur procurant quelque chose qui va leur donner le sentiment de l'espoir de vivre en attendant un éventuel remède.

La connaissance de la séropositivité conduit les individus à se protéger davantage en préférant, par exemple, des relations saines dans le sexe et en ayant des contacts protégés. Ils prendraient une attitude responsable en prévenant leurs partenaires.

Mais, il existe des arguments qui vont à l'encontre du dépistage. C'est le fait entre autres que ceux qui sont déjà séropositifs non seulement portent le poids de la maladie, mais que l'on risque d'avoir des stigmates au niveau social où les séropositifs risquent d'être rejetés non seulement par les membres de leurs familles respectives, mais aussi au niveau de la société tout entière. Stigmatiser quelqu'un, c'est l'évaluer négativement en le marquant de l'empreinte d'un jugement sévère de Dieu ou d'une empreinte infamante, mettant ouvertement au clair un comportement jugé méprisable. C'est coller une étiquette, un cachet, un indice qui concerne des traits péjorativement acceptés dans le but de dissocier certains individus ou groupes de l'ordre social établi. La stigmatisation mène inéluctablement à la marginalisation par rapport à la vie sociale ou, du moins, à un grand nombre de formes de discrimination. Les séropositifs souffriraient ainsi de discrimination.

Ce qui peut arriver, c'est le fait qu'un individu qui est séropositif mais encore en bonne santé devienne un individu malade. On ne saurait négliger le poids émotionnel de cette information en amenant avec elle l'angoisse, la dépression et le désespoir. Certaines personnes peuvent se suicider suite à cette annonce de séropositivité. Connaître les perspectives d'un avenir désespéré, écourte une vie normale de quelques années.

Il y a également le problème du traitement. Étant donné que le VIH-sida n'a pas encore un médicament pour stopper la maladie, et que les médicaments existants pour arrêter les effets du virus (AZT) ne sont pas à la portée de la main et accessibles à tous, surtout dans les pays africains, faire un dépistage, c'est laisser les séropositifs à leur triste sort. Et que dire des femmes enceintes qui seraient séropositives ? La solution serait carrément l'avortement. Ce qui fait que la bonne intention de faire un dépistage systématique risque de déboucher sur d'autres impasses.

Il est aussi juste d'affirmer que l'État devra veiller à assurer le bien-être de tous ses citoyens et surtout de tous ceux qui risquent d'être infectés par le VIH-sida et qui ne peuvent pas se protéger de leur propre chef.

Un problème éthique grave lié à la prévention est la grossesse de la femme séropositive. Faut-il empêcher à une femme séropositive d'avoir d'enfant ? On sait très bien d'après les données médicales et épidémiologiques que la mère infecte son enfant encore dans son sein et à l'allaitement. La composition du lait maternel réalise tous les besoins nutritifs du nourrisson durant les six premiers mois de la vie. En plus, ce lait reste une source précieuse d'alimentation pour le nourrisson jusqu'à l'âge de deux ans et au-delà. L'allaitement maternel est évidemment la manière la plus économique et la plus saine pour nourrir le nourrisson ; il est également la façon la plus appropriée pour promouvoir la relation entre la mère et le nouveau-né, et peut accroître le développement intellectuel de l'enfant[87]. Le plus grand avantage bien connu de l'allaitement maternel est la réduction du risque d'infection pour le nourrisson, spécialement contre la diarrhée, la pneumonie et la mortalité infantile.

Nous savons que la procréation reste un fruit d'amour entre deux personnes et une expression privilégiée de leur service à la vie. Il faut alors avoir du respect au choix de reproduction d'une femme séropositive. Et personne ne possède le droit de

[87] Cf. LUCAS, A., MORLEY, R., COLE, T.J. *et alii*, *Breastmilk and Subsequent Intelligence Quotient in Children born Preterm*, in: *Lancet* 339 (1992): 261-264; LANTING, C.I., FIDLER, V., HUISMAN, M. *et alii*, *Neurological Differences Between 9-year-old Children Fed Breast Milk or Formula-Milk as Babies*, in: *Lancet* 344 (1994): 1319-1322 ; cité par COUTSOUDIS, A., *Breastfeeding and HIV*, in: *Best Practice & Research Clinical Obstetrics and Gynaecology* 19, 2 (2005): 185-196, ici à la page 189.

s'ingérer dans les choix d'une femme ou d'un couple. Il est vrai également que la vie humaine ne peut être transmise sans montrer une certaine attitude de responsabilité quant au bien-être du faible et de sans défense qu'est l'enfant à naître. Certains moralistes parlent d'autonomie et de responsabilité lorsqu'ils abordent ce problème. En ce qui concerne l'autonomie, l'accent est mis sur l'autonomie de l'individu. Les plus importants éléments qui entrent en ligne de compte ici, c'est le désir de procréer et les bienfaits psychologiques qu'une grossesse pourrait amener à un couple séropositif. Leur désir d'avoir un enfant devient presque une action contraire de la vie contre la maladie et la mort. Pour ceux qui parlent de responsabilité, la considération de ce qui est pour l'intérêt de l'enfant prend le dessus. C'est pour cette raison que le risque de transmettre le VIH-sida à l'enfant, avec un pronostic médiocre pour son avenir, et un avenir parsemé de difficultés et de stigmatisation que cet enfant affrontera dans sa vie, est à prendre en considération pour prendre une décision. Toujours est-il qu'au jour d'aujourd'hui la transmission materno-fœtale du VIH-sida est pratiquement réduite si l'on se met tôt aux traitements antirétroviraux[88].

Il paraît étrange que Thomas d'Aquin puisse accepter qu'il soit juste qu'un lépreux puisse donner naissance à un enfant lépreux, car pour lui, il vaut mieux être de cette manière que ne

---

[88] Cf. PIEL, B., AZRIA, E., OURY, J.F., CARBILLON, L., MANDELBROT, *et al.*, *Terminations of Pregnancy for Maternal Indications in the Paris Area: A Retrospective Multicenter Study in the Period Between the 2001 French Law on Termination of Pregnancy and the New Bioethics*, in: *Journal de Gynécologie Obstétrique et Biologie de la Reproduction* 42 (2013) : 342-350.

pas l'être[89]. On peut bien se poser la question de savoir s'il était permis de laisser vivre un enfant qui naîtra avec des déformations congénitales, comme c'est le cas dans les avortements eugéniques.

On ne saurait sous-estimer le désir qu'un homme possède pour devenir parent, et même en relation avec les avantages psychologiques qu'un couple pourrait avoir à la naissance d'un enfant ; mais on ne pourrait considérer avoir un enfant en échange d'une thérapie ou comme un instrument pour atteindre un autre but que l'enfant existe pour lui-même. La femme a le droit de choisir sa reproduction autonome, mais cela ne veut pas dire qu'une femme possède des droits sur un enfant. Il n'existe pas de droit d'avoir un enfant. Le droit de possession ne s'applique qu'aux objets ; et un enfant n'est pas un objet. L'enfant ne peut pas être considéré comme représentation de ses propres désirs ou comme un instrument d'accomplissement de sa propre réalisation. Il existe pourtant le droit que possède tout enfant à ne pas souffrir à cause du manque de responsabilité ou par l'égoïsme des parents.

---

[89] Cf. THOMAS D'AQUIN, *Scriptum super libros Sententiarum*, 4, dist. 32, disp. 1, 7. Voir ALPHONSUS LIGUORI, *Theologica Moralis*, Polyglotta Vaticana, Vol. 4, Roma, 1912, n. 951 ; cité par FAGGIONI, M.P., *An HIV-Infected Italian Woman Seeking To Have Children, in:* KEENAN, J.F., (ed.), *Catholic Ethicists on HIV/AIDS Prevention*, The Continuum International Publishing Group Inc./The Continuum International Publishing Ltd. New York/London, 2000, p. 246-254, ici à la page 250.

CHAPITRE VII

La lutte contre le VIH-sida

Cela fait plus de trente ans que le sida a fait son apparition dans le paysage des maladies infectieuses, et il continue à faire des ravages dans certaines parties de notre planète, plus spécialement en Afrique. La lutte contre cette pandémie se poursuit et progresse d'année en année. Tout le monde parle aujourd'hui de la fin et de l'éradication du VIH-sida dans les années à venir. L'utilisation des nouvelles thérapies a fait chuter les décès liés au sida et a fait réduire le sida au rang des maladies chroniques.

Ce chapitre montre le tournant opéré dans les différentes politiques de lutte contre le VIH-sida. À part des programmes que l'on avait baptisés ABC (Abstinence, Be Faithful or use Condom) autrement dit, l'abstinence sexuelle, la fidélité ou l'usage de préservatifs, en vue de diminuer le danger de transmission par voie sexuelle, l'Église catholique s'oppose à l'usage de préservatifs. En plus d'une sexualité sans risque, il faudrait arriver à la disparition des maladies sexuellement transmissibles qui exacerbent la transmission du VIH. Nous terminerons ce chapitre en parcourant quelques organisations africaines qui mènent la lutte contre le sida. Commençons par les différentes formes de thérapies contre le VIH-sida.

1. *Les diverses formes de thérapies*

Le combat contre le VIH-sida, surtout en Afrique, reste une forte dynamique avec une augmentation proportionnelle du traitement et des interventions de prévention. Le nombre de personnes infectées par le virus recevant les antirétroviraux va augmentant passant de moins de cent mille en 2004 à presque seize millions en 2015[90]. Cela améliore considérablement l'espérance de vie de la population générale[91].

S'il faut classer de manière pharmacologique les antirétroviraux, nous avons les inhibiteurs nucléosides de la transcriptase inverse avec sept molécules : zidovudine, didanosine, zalcitabine, lamivudine, abacavir, tenofovir et l'adéfovir. Ensuite, nous avons des inhibiteurs non nucléosidiques de la transcriptase inverse avec trois molécules : névirapine, efavirenz et delaviridine. Les antiprotéases avec cinq molécules : ritonavir, saquinavir, indinavir, amprenavir et nelfinavir. Et finalement, des inhibiteurs de la fusion avec deux molécules : T~20 (pentafuside), FP-21399[92].

La trithérapie antirétrovirale (ARV), c'est-à-dire l'association de trois ARV, est la seule médication à laquelle on se réfère lorsqu'il y a infection par le VIH chez l'adulte et chez l'enfant.

---

[90] Cf. UNAIDS, *Report on the Global AIDS epidemic 2015.* In. *Geneva: UNAIDS; 2015.*

[91] Cf. BOR, J., HERBST, A.J., NEWELL, M.L., BÄRNIGHAUSEN, T., *Increases in adult life expectancy in rural South Africa: valuing the scale-up of HIV treatment,* in: *Science* 339 (2013): 961-965.

[92] Cf. KAISHUSHA MUPENDWA, B.-P. & KADIMA NTOKAMUNDA, J.-L., *Niveau d'adhésion et problèmes inhérents chez des malades VIH/sida sous traitement ARV : cas de la clinique « MSF/Hollande » de Kadutu (République démocratique du Congo),* in: *Cahiers Santé* 19, 4 (2009) : 205-215.

On accorde une préférence à l'assemblage de deux inhibiteurs nucléosidiques, plus un inhibiteur non nucléosidique.

Il faut dire que la survie et la qualité de vie des individus atteints de VIH-sida se sont améliorées considérablement depuis le lancement de la thérapie antirétrovirale extrêmement active en 1996. C'est ainsi que la mesure de la charge virale permet de s'assurer de la capacité à optimiser le résultat d'un traitement, dans la mesure où toute la pathologie du VIH et toutes ses conséquences graves sont liées à la multiplication du virus. La charge virale peut être supprimée jusqu'à des niveaux indétectables avec un traitement quotidien de ce médicament. Mais chez la plupart des individus malades sans l'administration de ce médicament, la charge virale peut rapidement rebondir en quelques semaines[93]. L'ensemble des soins actuels contre le VIH a pour objectif de rendre la charge virale indétectable. Avoir une charge virale indétectable veut dire entre autres, avoir : Un risque très bas de développer la maladie ; des risques minces de développer une résistance aux médicaments. Les médecins pensent désormais que l'objectif du traitement contre le sida devrait viser à atteindre une charge virale indétectable (en dessous de 50 copies/ml).

---

[93] Cf. CHUNG, J., SCHERER, L.J., GU, A., GARDNER, A.M., TORRES-CORONADO, M., EPPS, E.W., *et al.*, *Optimized lentiviral vectors for HIV gene therapy: multiplexed expression of small RNAs and inclusion of MGMTP140K drug resistance gene*, in: *Molecular Therapy* 22 (2014): 952-963, http://dx.doi.org/10.1038/mt.2014.32; cité par PERNET, O., SWATI SETH YADAV, DONG SUNG AN, *Stem Cell-based Therapies for HIV/AIDS*, in: *Advanced Drug Delivery Reviews* 103 (2016): 187-201, ici à la page 188.

Il suffit entre trois et six mois à certaines personnes pour atteindre cet objectif, alors que d'autres descendent sous la limite de détection en quatre ou douze semaines ; et d'autres n'atteignent jamais ce but.

Le premier antirétroviral, l'azidothymidine (076 AZT), fut produit synthétiquement en 1964, dans l'espoir qu'il arrêterait la reproduction des cellules du cancer. Cela fut un échec, et cet antirétroviral avait des effets secondaires sévères qu'on le laissa dans les tiroirs du laboratoire Burroughs-Wellcome pendant plus de vingt ans, jusqu'au moment où on fit des tests à nouveau en 1985 pour voir dans quelle mesure il pouvait arrêter le processus par lequel le VIH transformait son ARN à l'ADN de la cellule hôte[94]. Le succès de cet antirétroviral fut impressionnant. Il faudrait mettre un bémol pourtant pour les utilisateurs : le coût élevé de 3 000 dollars par patient et par an en 1991. On trouva que l'antirétroviral différait la mort des patients de six à douze mois. Mais, en 1994, on trouva que l'AZT 076 pouvait empêcher la transmission du VIH-sida de la mère à l'enfant à 68 %[95]. Il en est de même de la névirapine. Burroughs Wellcome qui, en 2000 à travers une série de fusionnements devint GlaxoSmithKline, va retenir le monopole sur l'AZT (Zidovudine) jusqu'en 2005 au moment de l'expiration de son brevet d'invention.

---

[94] Cf. GALLO, R., *Virus Hunting: AIDS, Cancer, and the Human Retrovirus*, New York, 1991, p. 202, 305; cité par ILIFFE, J., *The African AIDS Epidemic. A History*, Ohio University Press/James Curry/Double Storey, Athens/Oxford/Cape Town, 2006, p. 140.

[95] Cf. MANN, J.M., TARANTOLA, D.J.M. & NETTER, T.W. (eds.), *AIDS in the World*, Cambridge, Mass. 1992, p. 813; WORLD BANK, *Confronting AIDS*, p. 179; *AIDS Bulletin* July 1994, p. 17; cité par ILIFFE, J., *The African AIDS Epidemic. A History*, Ohio University Press/James Curry/Double Storey, Athens/Oxford/Cape Town, 2006, p. 140.

Le développement des gènes anti-VIH contre le récepteur à C-C chimiokine de type 5 (CCR5), aussi connu sous le nom de CD195, qui est une protéine de la surface des leucocytes impliquée dans l'immunité, est devenu un objectif principal dans la recherche d'une thérapie génétique efficace contre les gènes de cellule-souche hématopoïétique du VIH. La C-C chimiokine de type 5 (CCR5) sert de corécepteur principal pour le VIH-sida. Dès que le VIH est attaché au CD4, le principal récepteur, par la suite, attachant au C-C chimiokine de type 5 est de première nécessité pour avoir une infection réussie du virus VIH. C'est pourquoi il serait intéressant d'arriver à bloquer l'infection du virus VIH à cette phase de début ; ce qui pourrait être extrêmement efficace pour protéger les cellules contre l'infection du VIH avant qu'il ne s'infiltre dans le génome hôte pour s'établir de manière solide.

C'est durant l'hiver 1993 qu'un étudiant en médecine, Yung-Kang Chow va annoncer qu'en utilisant ensemble trois médicaments, l'AZT, le didéoxyinosine (ddl) et le pyridinone ou la névirapine, on pouvait mettre le VIH hors d'état de nuire et prévenir sa mutation[96]. Les scientifiques qui travaillaient avec Chow dans le même laboratoire vont mettre en doute les hypothèses de Chow. Mais toujours est-il que la combinaison de trois médicaments va travailler mieux que les autres combinaisons pour contrôler la croissance du VIH.

Trois années plus tard, une combinaison de l'AZT, le ddl et un des inhibiteurs de protéase pouvait arrêter la croissance du virus dans son entièreté chez l'homme. Après que l'on a mené plusieurs essais cliniques chez des milliers de patients infectés

---

[96] Pour ce qui suit, voir ENGEL, J., *The Epidemic: A Global History of AIDS*, Smithsonian Books/HarperCollins Publishers, New York, 2006, p. 240-249.

de VIH-sida, le « cocktail » de ces trois médicaments pouvait réduire les charges virales à des niveaux indétectables dans presque 60 % chez les patients.

Bien que la nouvelle thérapie de combinaison soit le résultat de plusieurs centaines de chercheurs qui travaillaient durement dans les laboratoires des universités et des entreprises à travers le monde, c'est finalement David Ho, célèbre chercheur des maladies infectieuses, qui sera le responsable de la découverte capitale. Il était à l'époque directeur d'*Aaron Diamond Research Center,* dans la ville de New York. Sa découverte capitale fut son idée dans le taux de reproduction du virus. Alors que la plupart des chercheurs admettaient que le virus était en gestation au départ dans un état quasiment latent, ce qui explique le long décalage qui existait entre l'infection et l'apparition des symptômes pour les victimes du VIH-sida, Ho va trouver qu'en réalité, le virus commençait à se reproduire à une allure folle dès son entrée dans le corps humain. Les charges virales et les taux de croissance virale étaient 10 000 fois plus grands que ce que l'on supposait habituellement. De tels taux de reproduction, ensemble avec le taux élevé de mutation, pouvaient expliquer l'extraordinaire capacité du virus à se muter rapidement et être résistant aux formes des drogues que l'on pouvait trouver et administrer, rendant ainsi inefficaces les régimes traditionnels d'antivirus.

Mais la découverte capitale dans le domaine pharmacologique qui permettra au développement de la thérapie de la combinaison fut certainement l'invention de l'inhibiteur de protéase de manière simultanée par trois firmes : Merck qui produira Crixivan, Abbot pour Norvir et Hofman-La Roche pour Invirase. Ces trois drogues attaquent et neutralisent l'enzyme de protéase qui est au centre des capacités de conditionnement du virus ; en agissant de cette manière, elles réduisent les charges virales dans la plupart des cellules d'au moins 10 000 fois.

Les inhibiteurs de protéase en eux-mêmes pouvaient bien arrêter temporairement la croissance du VIH-sida ; mais comme le virus s'adaptait si facilement et se mutait rapidement, de sorte qu'en présence du seul Crixivan (ou Crixivan proxy), le virus allait s'adapter avant même qu'il soit éliminé. En ajoutant l'AZT (ou AZT clone ddl, ddC, ou 3TC) au mélange, aussi bien que l'inhibiteur non nucléosidique de la transcriptase inverse névirapine (fabriqué par la société allemande Boehringer Ingelheim), les médecins étaient alors capables d'attaquer le mécanisme de reproduction des cellules, de telle sorte que le virus ne pouvait plus reproduire son propre matériel génétique. Chacun de ces médicaments pouvait à lui seul réduire les charges virales, mais la combinaison de ces trois médicaments pouvait neutraliser le virus.

Dans le traitement du VIH-1 avec la thérapie antirétrovirale hautement active, on a trouvé qu'elle baissait considérablement la virémie du plasma. Cette thérapie est actuellement utilisée comme un indicateur d'efficacité du traitement[97]. On a constaté que lorsque les individus infectés par le virus cessent de suivre la thérapie, il résulte à un nouveau développement de

---

[97] Cf. OBRIEN, T.R., ROSENBERG, P.S., YELLIN, F. & GOEDERT, J.J., *Longitudinal HIV-1 RNA Levels in a Cohort of Homosexual Men*, in: *Journal of Acquired Immune Deficiency Syndromes* 18 (1998): 155-161; PANTHER, L.A., TUCKER, L., XU, C., TUOMALA, R.E., MULLINS, J.L. & ANDERSON, D.J., *Genital Tract Human Immunodeficiency Virus Type 1 (HIV-1) Shedding and Inflammation and HIV-1 env Diversity in Perinatal HIV-1 Transmission*, in: *The Journal of Infectious Diseases* 181 (2000): 555-563; cité par KANKI, P.J. & ESSEX, M.E., Virology, *in* MAYER, K.H. & PIZER, H.F. (eds.), *The AIDS Pandemic: Impact on Science and Society*, Elsevier Academic Press, Amsterdam/Boston/London/ San Diego, 2005, p. 13-35, ici à la page 27.

la charge virale approchant les niveaux d'avant traitement, même après un intervalle significatif de temps d'au moins cinq ans[98]. En plus, la charge virale de la base est prémonitoire du taux d'affaiblissement du VIH-1 suite à la thérapie antirétrovirale[99]. Beaucoup d'études ont montré que la liste actuelle des médicaments antirétroviraux reste insuffisante pour éliminer complètement le VIH-1 des individus infectés[100].

Selon le rapport de l'ONUSIDA 2015[101], le nombre de personnes ayant accès au traitement rétroviral en Afrique subsaharienne a augmenté de 100 000 personnes en 2002 à 10,7 millions en 2014. Ce chiffre représente une augmentation de 41 %

---

[98] Cf. HATANO, H., VOGEL, S., YODER, C., *et alii*, *Pre-HAART HIV Burden Approximates Post-HAART Viral Levels Following Interruption of Therapy in Patients with Sustained Viral Suppression*, in: *AIDS* 14 (2000): 1357-1363 ; cité par KANKI, P.J. & ESSEX, M.E., *op. cit.* p. 27.

[99] Cf. NOTERMANS, D.W., GOUDSMIT, J., DANNER, S.A., DEWOLF, F., PERELSON, A.S. & MITTLER, J., *Rate of HIV-1 Decline Following Antiretroviral Therapy is related to Viral Load at Baseline and Drug Regimen*, in: *AIDS* 12 (1998): 1483-1490 ; cité par KANKI, P.J. & ESSEX, M.E., *Ibidem.*

[100] Cf. WONG, J.K., XIGNACIO, C.C., TORRIANI, F., HAVLIR, D., FITCH, N.F.S. & RICHMAN, D.S., *In Vivo Compartmentalization of Human Immunodeficiency Virus: Evidence from the Examination of Pol Sequences from Autopsy Tissues*, in: *Journal of Virology* 71 (1997): 2059-2071 ; FINZI, D., HERMANKOVA, M., PIERSON, T *et alii*, *Identification of a Reservoir for HIV-1 in Patients on Highly Active Antiretroviral Therapy*, in: *Science* 278 (1997): 1295-1300 ; DORNADULA, G., ZHANG, H., VAN UITERT *et alii*, *Residual HIV-1 RNA in Blood Plasma of Patients Taking Suppressive Highly Active Antiretroviral Therapy*, in: *The Journal of the American Medical Association (JAMA)* 282 (1999): 1627-1632; cité par KANKI, P.J. & ESSEX, M.E., *Ibidem.*

[101] L'ONUSIDA est le Programme commun des Nations Unies sur le VIH-sida. Cette agence était initialement appelée Programme spécial sur le sida, puis Programme mondial sur le sida et actuellement ONUSIDA. Elle a permis de recruter des personnes dont le travail est uniquement de faire connaître la maladie. Ce programme est financé par neuf agences des Nations Unies, plus la Banque mondiale.

des personnes infectées par le virus dans la région[102]. On prévoyait que durant l'année 2016, on aurait une population de 18 millions de malades qui auraient accès à la thérapie antirétrovirale. De ce fait, plus les personnes malades prennent des antirétroviraux, moins on a des personnes atteintes par le VIH-sida[103]. Les antirétroviraux ne servent pas seulement au traitement, mais ils servent également comme des outils de prévention contre le VIH-sida.

Dans sa 69e session qui a eu lieu en mai 2016, l'Organisation mondiale de la santé a adopté une nouvelle stratégie sur le

---

[102] Cf. UNAIDS, *Global AIDS Response Progress Reporting 2015*. 2015 [Hd 2016 Feb 17]; Available from: http://www.unaids.org/en/ resources/documents/2015/ GARPR _2015_guidelines.

[103] Cf. RENIERS, G. *et al.*, *Mortality trends in the era of antiretroviral therapy: evidence from the Network for Analyzing Longitudinal Population based HIV/AIDS data on Africa (ALPHA)*, in: *AIDS*. 2014;28 Suppl. 4:S533–42; FLOYD, S. *et al.*, *The effect of antiretroviral therapy provision on all cause, AIDS and non-AIDS mortality at the population level – a comparative analysis of data from four settings in Southern and East Africa*, in: *Tropical Medicine & International Health* 17, 8 (2012): e84-93; MWAGOMBA, B. *et al.*, *Mortality Reduction associated with HIV/AIDS care and antiretroviral treatment in rural Malawi: evidence from registers, coffin sales and funerals*, in: *PLoS One* 5, 5 (2010): e10452; HOOSHYAT, D. *et al.*, *Trends in perimortal conditions and mortality rates among HIV-infected patients*, in: *AIDS* 21, 15 (2007): 2093-2100; APRIL, M.D. *et al.*, *The survival benefits of antiretroviral therapy in South Africa*, in: *The Journal of Infectious Diseases* 209, 4 (2014): 491-499; BOR, J. *et al.*, *Increases in adult life expectancy in rural South Africa: valuing the scale-up of HIV treatment*, in: *Science* 339, 6122 (2013): 961-965, cités par KAGAAYI, J. & SERWADD, D., *The History of the HIV/AIDS Epidemic in Africa*, *Springer Science Business Media*, New York, 2016. Published online: 17 May 2016.

VIH-sida pour les années 2016-2021[104]. L'objectif de la stratégie n'est rien d'autre que la fin de l'épidémie du VIH-sida comme une menace à la santé publique pour 2030. La stratégie comporte quinze objectifs ambitieux qu'il faudrait atteindre en 2020. Il s'agit entre autres de réduire le nombre de morts dû au VIH-sida en dessous de 500 000 par an et de l'élimination totale de la transmission du VIH-sida de la mère à l'enfant. En plus, on ne saurait pas abandonner les recherches pour trouver une cure et un vaccin contre le sida[105].

---

[104] Cf. WORLD HEALTH ORGANIZATION, *Draft global health sector strategy on HIV, 2016-2021* [Draft 01.12.2015]. 2015. http://apps.who.int/gb/ ebwha/pdf_files/ WHA69/A69_31-en.pdf?ua=1. Accessed 25 April 2016.

[105] L'avant-projet de la stratégie sur le VIH-sida 2016-2021 de l'Organisation mondiale de la santé (OMS) de mai 2016 comprend six points : les morts dus au VIH-sida – la réduction totale des morts due au VIH-sida en dessous de 500 000 – réduction des morts due à la tuberculose des personnes atteintes de sida de l'ordre de 75 % – réduire de 10 % les morts dus à l'hépatite B et C des personnes infectées du virus et de tous ceux qui ont une hépatite B et C chroniques, examen et traitement – s'assurer que 90 % des personnes vivant avec le virus puissent connaître leur état – s'assurer que 90 % des personnes qui ont été identifiées porteuses de la maladie puissent suivre une thérapie antirétrovirale – s'assurer que 90 % des personnes vivant avec la maladie et qui suivent un traitement parviennent à la suppression de la charge virale, la prévention – réduire les nouvelles infections au VIH-sida en dessous de 500 000 personnes – arriver à zéro nouvelles infections parmi les enfants, la discrimination – réduire à zéro les lois, la réglementation et les politiques de discrimination dues au VIH-sida et réduire à zéro la discrimination liée au VIH-sida dans tous les milieux spécialement dans le milieu de la santé – s'assurer que 90 % des personnes vivant avec la maladie et d'autres personnes ne signalent pas des cas de discrimination dans le secteur de la santé, la viabilité financière – s'assurer qu'il existe une protection financière pour 90 % des personnes vivant avec le VIH-sida – s'assurer de l'existence des investissements familiaux à la hauteur de 95 % des besoins de ressources nationales consacrées au VIH-

Historiquement parlant, les vaccins ont été faits de deux méthodes. La première méthode consiste à un vaccin provenant du virus tué. Ceci se fait en faisant pousser des grandes quantités de virus causant la maladie, on tue le virus avec un produit chimique, et on injecte une quantité mesurée dans le corps d'une personne en bonne santé. C'est le cas notamment des injections du vaccin contre la grippe et du vaccin contre la poliomyélite. La deuxième méthode est constituée d'un vaccin avec un virus encore en vie mais de manière atténuée. Ces vaccins sont faits en augmentant la quantité d'un virus de manière à affaiblir leurs propriétés à causer la maladie. On trouve que les vaccins faits de virus vivant sont considérés comme étant plus efficaces pour créer l'immunité, bien que certains puissent être dangereux si le virus possède la capacité de revenir à son état de départ pour causer la maladie. Le vaccin contre la poliomyélite que l'on administre oralement (Sabin oral polio) et les vaccins contre la rougeole, les oreillons et la rubéole sont des vaccins qui appartiennent à cette dernière méthode.

---

sida dans les pays à revenus moyens supérieurs et un investissement international annuel consacré au VIH de l'ordre de douze millions de dollar pour les pays à revenus moyen inférieurs – s'assurer que tous les pays ont intégré tous les services essentiels dans les dispositions qui financent la santé nationale et l'innovation – augmenter les recherches en vue de trouver des vaccins et des médicaments en vue de leur utilisation dans le traitement et la prévention de la maladie – offrir l'accès par 90 % des pays aux services de santé couvrant le VIH-sida, la tuberculose, l'hépatite B et C, la santé sexuelle et les infections transmises sexuellement. Cf. LAZARUS, J.V., SAFREED-HARMON, K., BARTON, S.E., COSTAGLIOLA, D., DEDES, N., DEL AMO VALERO, J., GATELL, J.M., BAPTISTA-LEITE, R., MENDÃO, L., PORTER, K., VELLA, S. & ROCKSTROH, J.K., *Beyond Viral Suppression of HIV – the New Quality of Life Frontier*, in: *BioMed Central Medicine* (2016) 14: 94.

La plupart de vaccins ne bloquent pas la reproduction, mais empêchent plutôt la maladie. Cependant, une fois que le virus VIH s'installe dans l'organisme, il devient une contamination pour toute la vie ; et pour cette raison, un vaccin contre le VIH bloquerait complètement la reproduction en offrant ce que l'on pourrait appeler une *immunité* stérilisante[106]. L'objectif d'un vaccin prophylactique est de protéger une personne en évitant l'infection. Cependant, étant donné les différents défis que l'on rencontre actuellement en vue de développer un tel vaccin, on pourrait envisager que les premières générations de ce vaccin puissent uniquement assurer une protection partielle. Cela veut dire que le vaccin pourrait être efficace seulement chez certaines personnes et pour un temps bien déterminé, ou il pourrait tout simplement ne pas arrêter l'infection, mais pourrait aider à maîtriser la reproduction du virus, et ainsi prolonger le temps entre l'infection et le développement de la maladie. Des études de modélisation indiquent que de tels vaccins pourraient avoir des avantages pour la santé publique, dans la mesure où la diminution de la charge virale ne prolongerait pas seulement la survie des personnes infectées, mais réduirait également le taux de transmission, puisqu'il existe une relation directe entre la charge virale et le risque de transmission[107]. Au sein d'une population donnée, une diminution de prévalence conduira nécessairement à un risque réduit de contamination de la maladie, que la personne ait été vaccinée ou pas (c'est ce

---

[106] Cf. BURGERS, W.A. & WILLIAMSON, C., *The Challenges of HIV Vaccine Development and Testing*, in: *Best Practice & Research Clinical Obstetrics and Gynaecology* 19, 2 (2005): 277-291, ici à la page 280.

[107] Cf. QUINN, T.C., WAWER, M.J., SEWANKAMBO, N. *et alii*, *Viral Load and Heterosexual Transmission of Human Immunodeficiency Virus*, in: *The New England Journal of Medicine* 342 (2 000): 921-929; cité par BURGERS, W.A. & WILLIAMSON, C., *The Challenges of HIV Vaccine Development and Testing*, in: *Best Practice & Research Clinical Obstetrics and Gynaecology* 19, 2 (2005): 277-291, ici à la page 284.

que l'on appelle communément l'*immunité collective*). Cependant, un vaccin partiellement protecteur ne pourra pas avoir un avantage durable. C'est pourquoi l'objectif ultime est finalement le développement d'un vaccin contre le VIH qui empêcherait l'infection.

Il est très difficile à l'heure actuelle de trouver un vaccin contre le sida pour plusieurs raisons. D'abord, comme un rétrovirus, il fait partie de la famille des virus qui, par le passé, ont prouvé la difficulté à être éradiqués par une vaccination généralisée. Cela est dû au fait que les rétrovirus introduisent leur ADN à l'ADN de la cellule et peuvent y rester latents jusqu'au moment où ils mettent en marche la machine de reproduction de la cellule hôte et commencent à se reproduire. Les virus peuvent se cacher dans le matériel nucléaire des cellules à travers tout le corps et se trouver à l'abri des traitements antiviraux et des vaccins, et cela peut durer même des années dans le futur.

Deuxièmement, on peut signaler le fait que le virus mute extraordinairement vite. Ce qui veut dire que l'on pourrait développer un vaccin efficace et le virus saurait facilement se muter en créant une souche d'adaptation pour vaincre les nouveaux anticorps développés dans le corps hôte.

Troisièmement, le VIH attaque ces cellules que sont les macrophages qui sont cruciaux pour le fonctionnement du système immunitaire. Comme le virus attaque également les cellules T4 qui sont aussi un composant central du système immunitaire, cela revient à dire que même une petite quantité du virus dans le corps pourrait compromettre le système dont le fonctionnement serait nécessaire pour éviter le virus visé.

Finalement, le VIH possède une certaine affinité avec certaines protéines dans l'enveloppe de la cellule T4 que l'on appelle des protéines CD4. En vue de prévenir la propagation du virus, un anticorps doit alors interrompre la capacité du virus de se lier à ces protéines CD4, et par conséquent doit parvenir à bloquer le site actif sur l'enveloppe de la protéine virale. Malheureusement, l'anticorps devra, lui-même, présenter des traits communs avec les protéines CD4, et pourrait ainsi stimuler la production d'une deuxième forme d'anticorps qui attaquerait alors les protéines CD4. Ceci pourrait alors menacer de façon inquiétante l'intégrité des cellules T4 comme le ferait le VIH lui-même.

Mais pour arriver à avoir un vaccin efficace, il faudrait passer par plusieurs étapes dont les essais de l'animal à l'homme. Toutefois, si durant ces essais, il arrive que certaines personnes volontaires soient contaminées, il faudrait moralement assurer à ces personnes des antirétroviraux pour la vie.

2. *Les lignes de la politique de prévention*

Les efforts de prévention du VIH-sida se sont jusqu'alors concentrés de manière générale sur le comportement individuel, bien que dans la plupart des pays en développement, les facteurs socio-économiques comme la pauvreté, l'exode rural, le chômage, le sous-emploi, les facteurs culturels, et l'inégalité des sexes, qui sont des facteurs en dehors de la maîtrise d'un individu, ont contribué considérablement à l'expansion de la maladie. Il faut se rendre à l'évidence que le risque de sida concerne tous ceux qui peuvent avoir des relations sexuelles avec plusieurs partenaires. On ne saurait comprendre la complexité du comportement sexuel uniquement à travers les décisions individuelles ou tout simplement en donnant des informations pour que les gens puissent changer leur comportement. Mettre à la disposition des gens des informations adéquates sur les risques de santé changerait difficilement le comportement de toute la population à risque. C'est sûr que ceux qui vont mettre à profit ces informations seront pour la plupart des gens vivant dans l'aisance et les membres les mieux éduqués de la société. Il s'avère que le mode de transmission en Afrique se fait non seulement à travers les relations sexuelles, mais également par la transmission de la mère à l'enfant et par la transmission à l'intérieur du cadre des soins de santé. Dans les autres parties du monde, la transmission se fait particulièrement dans les relations sexuelles entre les hommes et dans les réseaux de ceux qui utilisent les aiguilles pour la drogue. Et c'est pourquoi les programmes de lutte contre le VIH-sida devront se mettre en place en tenant compte et en ciblant des interventions de santé à des gens bien spécifiques et à ces modes de transmission.

La seule précaution (passive ou active) qui soit pour le moment réalisable est l'usage des préservatifs, en dehors de la chasteté et de la fidélité durable dans le couple. En outre, tous les discours qui sont abordés en vue de la prévention sont dominés par une démarche comportementaliste. En effet, le sida est considéré comme une maladie dont les dangers plus ou moins probables ne peuvent être réduits qu'à la seule responsabilité individuelle.

La fidélité est une vertu dans les relations. Elle soutient des liens dans certaines relations de sang, de mariage, d'amour ou même de sacrement. Elle exige que l'on puisse traiter avec beaucoup de soin ceux qui nous sont proches. La fidélité exige une communication mutuelle honnête, des expressions incorporées dans l'engagement et la consistance.

Le catéchisme de l'Église catholique prétend (§ 2390) que les formes de cohabitation hors mariage « sont toutes des situations qui offensent la dignité du mariage ; elles détruisent l'idée même de la famille ; elles affaiblissent le sens de la fidélité. Elles sont contraires à la loi morale : l'acte sexuel doit prendre place exclusivement dans le mariage ; en dehors de celui-ci, il constitue toujours un péché grave et est exclu de la communion sacramentelle. »[108]

Pour le pape Jean-Paul II, la prévention du sida, « pour être à la fois digne de la personne est vraiment efficace, doit poursuivre deux objectifs : informer d'une façon adéquate et éduquer à la maturité responsable ». Et le pape de poursuivre en disant : « La dignité personnelle de l'homme exige qu'on l'aide à croître dans une maturité affective grâce à une action éducative spécifique. Ce n'est que par une information et une éducation qui conduisent à faire retrouver, avec clarté et avec joie, la valeur spirituelle de l'amour-qui-se-donne comme sens fondamental de l'existence que les adolescents et les jeunes trouveront la force nécessaire pour surmonter les comportements à risque. Éduquer à vivre d'une manière sereine et sérieuse sa propre sexualité et préparer à l'amour responsable et fidèle est les aspects essentiels de ce chemin vers la pleine maturité personnelle »[109].

« Je suis spirituellement proche de ceux qui souffrent de cette terrible maladie comme de leurs familles », déclarait Be-

---

[108] *Catéchisme de l'Église catholique*, Desclée, Mame, Bayard, septembre 2012. www.vatican.va/archive/FRA0013/_INDEX.HTM

[109] JEAN-PAUL II, *L'Église face au défi du sida*, son discours aux participants à la Conférence internationale organisée par le Conseil pontifical pour la pastorale des services de santé, le 15 novembre 1989, in: *Documentation catholique* n° 1998, 21 janvier 1990, p. 57.

noît XVI en novembre 2007, encourageant par des paroles persuasives « toutes les personnes de *bonne* volonté à multiplier les efforts pour arrêter la diffusion du virus HIV, à combattre les préjugés et à prendre soin des malades, spécialement quand ils sont enfants ». C'est d'abord en matière de commisération envers les malades et leurs proches que l'Église catholique s'exprime lorsqu'elle parle du sida. Pour s'inscrire dans la droite ligne de son action : « Plus du quart des malades du sida dans le monde sont soignés par des institutions de l'Église catholique », si l'on en croit le prêtre américain Robert Vitillo, qui est en charge depuis 1987 de la lutte contre le sida au sein de Caritas Internationalis. Des activités comme des campagnes d'information et prévention, de mise à disposition d'antirétroviraux, de soin des malades, de lutte contre la stigmatisation, de prises en charge des orphelins, ou encore d'accompagnement spirituel... sont dirigées par une Commission spéciale pour la lutte contre le sida, instituée par le Saint-Siège.

Il faut signaler que l'enseignement de l'Église catholique sur la sexualité reste strictement concentré sur le sacrement du mariage hétérosexuel et engage les couples mariés à des relations procréatives et unitives. Et ainsi, l'homosexualité et l'utilisation du préservatif contrecarrant la procréation, n'importe quelle rencontre impromptue violerait l'enseignement de l'Église. C'est ainsi que pour le pape Jean-Paul II : « Le lien sexuel de la chasteté est l'unique manière sûre et vertueuse pour mettre fin à cette plaie tragique qu'est le sida »[110]. « C'est la seule voie sans faille », a redit Benoît XVI en juin 2005 devant les évêques d'Afrique du Sud et de Namibie.

---

[110] JEAN-PAUL II, *Discours aux jeunes au stade de Kampala*, in : *Documentation catholique*, n° 2068, 21 mars 1993, p. 260-262.

On peut se demander pourquoi l'Église catholique s'attaque à l'utilisation du préservatif. Selon la doctrine catholique, toute relation sexuelle doit s'inscrire dans le mariage, c'est-à-dire une relation stable, fidèle et hétérosexuelle, ouverte à la procréation. En ce sens, tout moyen de contraception est proscrit. Certes, précisait l'encyclique *Humanæ vitæ* de Paul VI (1968), « l'Église n'estime nullement illicite l'usage des moyens thérapeutiques vraiment nécessaires pour soigner des maladies de l'organisme, même si l'on prévoit qu'il en résultera un empêchement à la procréation, pourvu que cet empêchement ne soit pas, pour quelque motif que ce soit, directement voulu ». Mais ce texte du pape est antérieur à l'apparition du VIH-sida.

On pourrait ajouter cette critique de l'Église avec le principe de coopération. De quoi s'agit-il ? Il est question de coopérer dans le mal avec quelqu'un qui voudrait faire le mal. Cette coopération peut être physique ou morale. Si je devais m'associer moi-même à un mal qui est perpétré par quelqu'un d'autre, je devrais être coupable de cette action accomplie par l'agent principal. Il ne serait pas permis de coopérer avec quelqu'un qui est déterminé à faire une action mauvaise, si je peux facilement le persuader d'agir autrement – dans le bien.

L'on pourrait distinguer la coopération formelle d'une coopération matérielle. La coopération formelle implique l'assistance ou la collaboration qui est une participation claire dans l'intention de faire du mal de la part de l'agent principal. Cela peut se faire par une approbation intérieure de l'action ou en contribuant à l'exécution de l'action. La coopération formelle est toujours moralement mauvaise, et il n'existe pas de situation où l'on pourrait moralement la justifier. Le fait de distribuer des préservatifs dans le but de se protéger contre le VIH-sida ou avec une approbation intérieure d'une telle utilisation serait une coopération formelle.

D'autre part, la coopération matérielle pourrait être moralement acceptable dans certaines circonstances. L'action conduite par l'associé ou le collaborateur doit être en elle-même une action bonne ou indifférente, bien qu'elle puisse être utilisée par l'agent principal pour commettre un acte moralement répréhensible. Ainsi, un serviteur qui porte une lettre d'amour de son maître à une femme mariée dans une relation illicite, ou une infirmière qui assiste le médecin dans une opération illicite d'avortement. Le médecin qui pratique directement un avortement peut dire qu'il est contre l'avortement mais qu'il respecte l'exercice du droit de la patiente de contrôler son corps, qui inclut le droit d'interrompre sa grossesse. La participation de l'infirmière dans l'opération ne pourrait être considérée comme une coopération matérielle. L'infirmière qui assiste à l'opération et d'autres agents qui aident à donner les instruments de l'opération au médecin ne font que leur travail ordinaire, que cette opération soit un avortement ou pas. Cette objection est discutable à certains égards, mais nous n'allons pas nous arrêter pour en parler ici.

L'utilisation du préservatif peut réduire la transmission du VIH-sida et d'autres maladies sexuellement transmissibles. Malgré l'objection morale de ne pas utiliser les préservatifs, certaines personnes vont malgré tout avoir des relations sexuelles avec des personnes à risque. L'utilisation du préservatif est indispensable pour éviter la propagation de la maladie.

Le fait d'être *proche ou éloigné*. La proximité est une affaire de degré[111]. Plus on se trouve proche de l'acte du principal

---

[111] Nous suivons ici FERRER, J.J., *Needle Exchange in San Juan, Puerto Rico : A Traditional Roman Catholic Casuistic*, *in*: KEENAN, J.F., (ed.), *Catholic Ethicists on HIV/AIDS Prevention*, The Continuum International Publishing Group Inc./The Continuum International Publishing Ltd. New York/London, 2000, p. 177-191, ici les pages 188-189.

agent, plus on est à proximité de l'agent. S'il se trouve que l'acte de celui qui fait le mal et l'acte du collaborateur relèvent du même et du seul acte, nous parlons alors d'une *coopération immédiate*. Pour cette raison, dans la *coopération immédiate*, nous avons la proximité la plus complète. Lorsque la coopération n'est pas immédiate, on parle alors d'une coopération indirecte.

Est-ce que le fait de donner des préservatifs est une coopération immédiate ou indirecte ? De prime abord, la question ne semble pas facile. Le fait de donner des préservatifs, est un acte indirect, dans le sens où nous n'utilisons pas nous-mêmes ces préservatifs, mais nous donnons à une tierce personne la possibilité de les utiliser. Le fait de distribuer des préservatifs qui seront utilisés à bon escient va contribuer à la diminution de la maladie et de la mortalité. Sauver la vie ici veut dire la vie des enfants innocents qui pourraient naître d'une mère séropositive, et des femmes incapables de se protéger elles-mêmes à cause d'une certaine tradition qui les mettent dans une position de soumission.

Une coopération *nécessaire* ou *contingente*. Nous disons qu'une coopération est nécessaire, si elle est une chose indispensable pour la réalisation de l'acte mauvais de l'agent principal. Autrement la coopération est contingente. Il est évident que les raisons pour justifier la coopération nécessaire doivent être plus sérieuses que les raisons pour justifier la coopération contingente. On peut dire que la distribution comme l'utilisation des préservatifs n'est pas en soi nécessaire pour qu'un acte sexuel ait lieu. L'utilisation du préservatif est ainsi un acte contingent pour la réalisation d'un acte aux conséquences incalculables. Mais la distribution et l'utilisation du préservatif restent un acte nécessaire dans la mesure où elles réduisent la possibilité d'infection.

Nous pouvons dire ici que l'utilisation du préservatif représente un cas d'une coopération matérielle et justifiée. En plus, la coopération matérielle peut être parfois non seulement permissive mais même obligatoire. Pour éviter la transmission du VIH-sida, nous nous trouvons en face d'une coopération matérielle avec une action mauvaise qui est non seulement permissive, mais probablement obligatoire. La société a le devoir d'utiliser tous les moyens à sa disposition pour ralentir ou même éradiquer l'expansion de la pandémie. Nonobstant l'abstinence et la fidélité, l'utilisation du préservatif, avec toutes les connaissances en présence, est hautement efficace contre le VIH-sida. C'est ainsi que la société a l'obligation de ne pas entraver les efforts de tous ceux qui se battent pour arrêter l'expansion du virus.

Peut-on conseiller à quelqu'un qui est déterminé à faire le mal à choisir de commettre le moindre mal ? Quelqu'un qui est déterminé coûte que coûte à avoir des relations intimes dangereuses où il (elle) peut infecter ou être infecté(e) d'utiliser le préservatif. Entre deux maux, il faut choisir le moindre mal. Entre être infecté (ou infecter l'autre) et l'utilisation du préservatif qui sont deux maux, on peut choisir le moindre mal qui est celui de l'utilisation du préservatif. L'exemple classique que l'on donne habituellement est de conseiller des relations sexuelles à un homme qui a décidé de commettre l'adultère.

Dans cette doctrine du moindre mal, nous trouvons déjà chez Aristote qui suit son maître Platon qui pense que les soldats seraient de meilleurs combattants s'ils ne pouvaient pas se marier[112]. Mais, dans la mesure où les soldats sont enclins à une

---

[112] Nous suivons dans ce qui suit JOHNSTONE, B.V., *AIDS Prevention and the Lesser Evil*, in: *Studia Moralia* XXXIX, 1 (June 2001): 197-216; cité par MARTIN, L.M., *AIDS Prevention and the Lesser Good*, *in*: GILL,

certaine complaisance sexuelle, il serait un moindre mal pour eux d'avoir des relations charnelles avec des femmes que de tomber dans des pratiques homosexuelles[113]. Saint Augustin quant à lui pense qu'il faudrait tolérer les prostituées, car elles accomplissent une fonction semblable dans la société à celle d'une fosse d'aisances dans un palais[114]. Si l'on enlève la fosse d'aisances du palais, celui-ci sera couvert d'ordures. Si l'on arrivait à supprimer la prostitution, on aurait de la sodomie à la place[115].

Le texte le plus frappant que l'on trouve chez saint Augustin en ce qui concerne le moindre mal est ce passage où un homme est prêt à tuer sa propre femme dans le dessein d'épouser une autre. Saint Augustin dit que si un homme était prêt à faire ce qui n'est pas légal, il serait mieux de le laisser commettre un adultère à la place d'un homicide ; et comme sa femme va continuer à vivre, mieux vaut laisser son mari épouser une autre femme que de répandre du sang humain[116]. Il est certain que saint Augustin aurait souhaité que le mari puisse vivre une vie harmonieuse et le convertir à une vie de vertu. Mais dans les circonstances relevées par saint Augustin, une conversion immédiate de l'homme était impossible ; et si certaines actions n'étaient prises en ce moment-là, la femme risquait de perdre la vie et l'homme serait devenu un meurtrier[117].

Nous trouvons encore cette doctrine chez des auteurs catholiques au XVIe siècle. Saint Alphonse de Liguori avait accepté

R. (Ed.), *Reflecting Theologically AIDS: A Global Challenge*, SCM Press, London, 2007, p. 177-185, ici les pages 182-183.

[113] Cf. JOHNSTONE, B.V., *op. cit.*, p. 212.
[114] *Ibidem.*
[115] *Ibidem.*
[116] Cf. JOHNSTONE, B.V., *op. cit.*, p. 213.
[117] *Ibidem.*

cette position. Pour lui, il était licite de conseiller le moindre mal à quelqu'un qui était décidé à commettre un grand mal, parce que celui qui conseille le moindre mal n'a pas l'intention de faire le mal mais d'aboutir à sa réduction[118]. Il enseigne qu'il est complètement licite d'induire quelqu'un à l'ivresse en vue d'éviter un grand péché, tel que le sacrilège ou l'homicide. On peut ajouter ici en ce qui concerne le VIH-sida, que l'on pourrait conseiller à quelqu'un qui a une infection du virus et qui ne voudrait pas s'abstenir de ses activités sexuelles, qu'il serait préférable d'utiliser le préservatif que de risquer de transmettre le virus à son partenaire capable de causer la mort et se transformerait lui-même à un tueur coupable[119]. En d'autres termes, on pourrait interpréter cette position en disant que si quelqu'un est sur le point de violer le sixième commandement, il serait une bonne chose pour cette personne de ne pas violer en même temps le cinquième commandement, en exposant intentionnellement quelqu'un à une infection mortelle.

Il ne s'agit pas ici de penser que l'on encouragerait quelqu'un de manière scandaleuse à faire du mal. Il est question de faire bénéficier l'auteur, à l'aider à éviter de condenser le mal voulu et ainsi amortir la culpabilité. La personne en question peut être coupable d'un acte sexuel désordonné, mais au moins elle ne sera pas coupable d'un meurtre délibéré. Il n'est pas suffisant bien sûr de conseiller les gens à faire le moindre mal. Le

---

[118] Cf. ALPHONSUS LIGOURI, *Theologia Moralis*, Typographia Vaticana, Édition préparée par L. Di Gaude, Roma 1905-1912 ; cité par FERRER, J.J., *Needle Exchange in San Juan, Puerto Rico: A Traditional Roman Catholic Casuistic*, *in*: KEENAN, J.F., (ed.), *Catholic Ethicists on HIV/AIDS Prevention*, The Continuum International Publishing Group Inc./The Continuum International Publishing Ltd. New York/London, 2000, p. 177-191, ici à la page 190.
[119] Cf. JOHNSTONE, B.V., *op. cit.* p. 214.

défi est de les orienter à faire le bien dont ils sont capables même si cela était loin de l'idéal suprême de la continence sexuelle en dehors du mariage et d'une union heureuse, fidèle et féconde à l'intérieur du mariage.

La première prévention officielle contre le VIH-sida fut lancée par la session spéciale de l'assemblée générale des Nations Unies en 2001. Elle s'était donnée comme objectif de réduire de 25 % la prévalence du VIH-sida chez les jeunes gens âgés de quinze à vingt-quatre ans en 2005 dans les pays les plus affectés, et en 2010 dans tous les pays du monde[120].

Un objectif mondial encore plus ambitieux fut établi par l'ONU en 2011 en vue de réduire les transmissions sexuelles et par des injections de 50 % en 2015. Les estimations globales du VIH-sida montrent bien les objectifs tracés de réduire le VIH-sida de 50 % n'ont pas été atteints, à cause notamment du

---

[120] Cf. PUJADES RODRIGUEZ, M., HAYES, R., *Reducing HIV prevalence among young people: a review of the UNGASS prevalence goal and how it should be monitored.* Discussion paper commissioned by WHO. October, 2002. http://www.who.int/ hiv/pub/epidemiology/en/reducing_prev_ young_people.pdf (accessed Aug 6, 2015); cité par DEHNE, K.L., DALLABETTA, G., WILSON, D., GARNETT, G.P., LAGA, M., BENOMAR, E., FAKOYA, A., BAGGALEY, R., NELSON, L.J., KASEDDE, S., BERMEJO, A., WARREN, M., BENEDIKT, C., THE GLOBAL PREVENTION FOCAL POINT GROUP, *HIV Prevention 2020: A Framework for Delivery and a Call for Action*, in: *The Lancet* 3, 7 (2016): e323-e332 [www.theLancet.com /hiv Vol 3 July 2016], ici à la page e323.

fait que l'infection des adultes était restée stationnaire au niveau de 1, 9 millions nouveaux cas chaque année de 2010 à 2015[121].

On annonce qu'entre 2000 et 2015 le nombre estimé des nouveaux cas d'infection avait diminué d'au moins 20 % dans 57 pays, que le nombre de nouvelles personnes infectées du VIH-sida s'est stabilisé dans 20 pays, mais que l'infection a augmenté dans 30 pays. Les régions les plus touchées par le VIH-sida comme celles de l'Afrique orientale et australe, les infections des adultes ont été réduites de plus de 50 % au Malawi, en Namibie et en Tanzanie, et de 48 % en Afrique du Sud, alors que les nouvelles infections des adultes ont été augmentées en Angola, au Kenya et en Ouganda. L'incidence du VIH-sida qui a atteint son sommet dans le milieu des années 1990 au Botswana a continué à dominer rapidement jusque dans les années 2010, et depuis, elle est restée stable. Cette disparité dans le progrès est le résultat des changements dans les objectifs, la qualité et la couverture accordée aux programmes de prévention du VIH-sida et l'approbation de prendre des comportements et des mesures préventives. Dans les pays ayant une grande prévalence de la maladie, l'utilisation des préservatifs

---

[121] Cf. Les estimations de l'UNAIDS 2016. http://aidsinfo.unaids.org/ (accessed June 10, 2016) ; cité par DEHNE, K.L., DALLABETTA, G., WILSON, D., GARNETT, G.P., LAGA, M., BENOMAR, E., FAKOYA, A., BAGGALEY, R., NELSON, L.J., KASEDDE, S., BERMEJO, A., WARREN, M., BENEDIKT, C., THE GLOBAL PREVENTION FOCAL POINT GROUP, *HIV Prevention 2020: A Framework for Delivery and a Call for Action*, in: *The Lancet* 3, 7 (2016): e323-e332 [www.theLancet.com/hiv Vol 3, July 2016], ici à la page e323.

se range au niveau de 41 % au Mozambique à 80 % en Namibie, alors que la circoncision volontaire des hommes se range de 6 % en Namibie à 100 % en Éthiopie et au Kenya[122].

À propos justement de la *circoncision*, l'Organisation mondiale de la santé (OMS) recommande que les pays qui sont le plus touchés par le VIH-sida puissent mettre en place la circoncision des hommes de manière volontaire en vue de la prévention de la maladie[123]. Il semble que la prépucectomie préventive sur des hommes africains pauvres pouvait les protéger de plusieurs affections comme le VIH-sida, les infections urinaires et le cancer de la verge.

L'Église, pour sa part, met l'accent sur la *continence* (chasteté) et la *fidélité*. Mais pour qu'il y ait réellement progrès dans ce domaine, il faudrait apprendre non seulement aux couples, mais à tous que l'être humain n'est pas un objet et qu'il faut placer l'amour au centre des relations humaines. La sexualité humaine est orientée à la reproduction et à l'épanouissement du couple. Mais pour que la continence puisse réellement porter ses fruits, il faudrait dès le départ faire le test du VIH-sida. Celui-ci est un des moyens parmi tant d'autres du combat contre la maladie.

---

[122] Cf. Les estimations de l'UNAIDS, 2016. http://aidsinfo.unaids.org/ (accessed June 10, 2016) ; cité par DEHNE, K.L., DALLABETTA, G., WILSON, D., GARNETT, G.P., LAGA, M., BENOMAR, E., FAKOYA, A., BAGGALEY, R., NELSON, L.J., KASEDDE, S., BERMEJO, A., WARREN, M., BENEDIKT, C., THE GLOBAL PREVENTION FOCAL POINT GROUP, *HIV Prevention 2020 : A Framework for Delivery and a Call for Action*, in: *The Lancet* 3, 7 (2016): e323-e332 [www.theLancet.com/hiv Vol 3, July 2016], ici à la page e323.

[123] Cf. WHO/UNAIDS, New *Data on Male Circumcision and HIV Prevention: Policy and Programme Implications*, World Health Organization and Joint United Nations Programme on HIV/AIDS, Genève, Suisse, 2007.

Ce que l'on peut citer comme un exemple réussi de prévention de la maladie se situe au niveau de la *contamination mère-enfant*[124]. La réduction de nouveaux cas de 70 % entre 2010 et 2015 a été le succès le plus fidèle de la prévention de la VIH-sida. La transmission mère-enfant est presque contenue avec l'aide de la prescription d'une multithérapie antirétrovirale précoce lorsque la femme attend un enfant, d'une prophylaxie antirétrovirale des enfants à leur naissance, et par l'utilisation de l'allaitement artificiel. Mais, il a été prouvé que le recours à un allaitement artificiel dans les pays du Sud, et particulièrement en Afrique, accroissait la mortalité infantile en augmentant les autres difficultés relatives à des infections, et le danger de sous-alimentation[125]. Le plan mondial pour l'élimination de nouvelles infections chez l'enfant a été lancé en 2011 pour l'horizon 2015. L'objectif de ce plan mettait en évidence la sauvegarde non seulement de l'enfant, mais aussi de sa mère tout en visant un petit nombre de priorités et d'objectifs. Ce plan était soutenu par les représentants du monde entier comprenant des représentants du gouvernement, de la société civile, du secteur privé, des personnes vivant avec le VIH-sida,

[124] Cuba a été le premier pays à être déclaré en 2015 avoir éliminé la transmission mère-enfant du VIH et la syphilis. L'OMS admet également les résultats notables obtenus par la Thaïlande, l'Arménie, la Bélarusse et la Moldavie. Ces pays ont fait un effort remarquable en vue de garantir l'accès rapide et prématuré aux soins prénatals, au dépistage du VIH et de la syphilis des femmes enceintes et leurs partenaires, et aux soins accordés aux femmes séropositives et de leurs enfants. Cf. *Revue francophone des laboratoires* 487 (décembre 2016) : 9.

[125] Cf. FRANGE, P. & BLANCHE, S., *VIH et transmission mère-enfant*, in: *La Presse médicale* 43 (2014): 691-697, ici à la page 695.

et les organisations internationales. Le progrès obtenu est signalé chaque année depuis le lancement du plan[126].

Un autre soutien pour la prévention de la maladie est la lutte qu'il faudrait mener contre les *maladies sexuellement transmissibles*. Le traitement de ces maladies a pour objectif de pouvoir contrer le VIH-sida, de fournir des mécanismes biologiques de protection pour tous ceux qui sont exposés au VIH-sida, en faisant que cela soit moins probable que le virus puisse prendre pied dans le corps. Le fondement de la stratégie repose sur l'hypothèse que certaines infections au VIH-sida seraient attribuables à des maladies sexuellement transmissibles préexistantes en raison des lésions, des plaies, et une plus grande exposition du virus au sang.

La prévalence des maladies sexuellement transmissibles dans beaucoup de pays africains est très élevée. Ce qui accélère la propagation du VIH-sida. La syphilis, la blennorragie, et beaucoup d'autres maladies sexuelles silencieuses sont endémiques. Très peu de personnes touchées par ces maladies reçoivent les soins appropriés. Les pays qui sont très pauvres et incapables d'assurer même un minimum de l'ensemble des installations nécessaires au fonctionnement des soins de santé ont peu de chances à fournir des tests sur le VIH-sida et les

---

[126] Cf. UNAIDS, *On the fast-track to an AIDS free generation; the incredible journey of the global plan towards the elimination of new HIV infections among children by 2015 and keeping their mothers alive. Geneva,* UNAIDS, 2016. http://www.unaids.org/ en/resources/ documents/2016/GlobalPlan 2016 (accessed June 10, 2016) ; cité par DEHNE, K.L., DALLABETTA, G., WILSON, D., GARNETT, G.P., LAGA, M., BENOMAR, E., FAKOYA, A., BAGGALEY, R., NELSON, L.J., KASEDDE, S., BERMEJO, A., WARREN, M., BENEDIKT, C., THE GLOBAL PREVENTION FOCAL POINT GROUP, *HIV Prevention 2020 : A Framework for Delivery and a Call for Action*, in: *The Lancet* 3, 7 (2016): e323-e332 [www.theLancet.com/ hiv Vol 3, July 2016], ici à la page e324.

maladies sexuellement transmissibles, et moins encore un traitement adéquat.

Faut-il introduire la *peur* dans la prévention ? Plusieurs études et analyses qui ont été publiées par le passé[127] montrent bien que la peur pouvait bien faire effet à condition toutefois que les individus perçoivent l'efficacité des interventions, plus les menaces sont fortes, plus cela vaut[128]. La peur influence les intentions que l'on peut avoir, les attitudes et les comportements.

Alors que la médecine s'occupe du traitement et des soins des patients, la santé publique a pour objectif de comprendre et d'améliorer les causes de la maladie et de l'invalidité dans la population. Il faudrait donner la priorité au bien public et au bien-être de la population. Le bien-être de la communauté est ainsi le plus grand bien ; et en face de l'incertitude – et surtout lorsque les risques sont élevés –, on est prêt à limiter la liberté

---

[127] Cf. BOSTER, F. & MONGEAU, P.A., *Fear-arousing persuasive arguments*, *In*: BOSTROM, R.N. & WESTLEY, B.H. (eds.), *Communication yearbook: an annual review published for the International Communication Association (n° 8)*, SAGE Publications, Newbury Park, CA 1984, p. 30-74; MONGEAU, P.A., *Another look at fear-arousing persuasive appeals*, *In*: ALLEN, M. & PREISS, R.W. (eds.), *Persuasion: advances through meta-analysis*, Hampton Press Inc., Cresskill, NJ 1998, p. 53-68; WITTE, K. & ALLEN, M., *A meta-analysis of fear appeals: Implications for effective public health campaigns*, in: *Health Education & Behavior* 27 (2000): 591-615; DE HOOG, N., STROEBE, W. & WIT, J.B. (de), *The impact of vulnerability to and severity of a health risk on processing and acceptance of fear-arousing communications: a meta-analysis*, in: Review of General Psychology 11 (2007): 258-85; cité par BAYER, R. & FAIRCHILD, A.L., *Means, ends and the ethics of fear-based public health campaigns*, in: *Journal of Medical Ethics* 42 (2016): 391-396, ici à la page 392.

[128] Cf. BAYER, R. & FAIRCHILD, A.L., *Means, ends and the ethics of fear-based public health campaigns*, in: *Journal of Medical Ethics* 42 (2016): 391-396, ici à la page 392.

ou placer des restrictions sur le domaine de la vie privée dans le but de prévenir la morbidité de faire des victimes.

Comme la prévention n'est pas une intervention d'une seule fois, il faut ériger un programme et un effort continu, dépassant plusieurs générations s'étendant dans toutes les communautés humaines, de l'enfance à l'âge adulte. Le principal moyen de contrecarrer le VIH-sida est d'éviter et de prévenir certaines habitudes dangereuses[129].

L'éducation sexuelle doit être disponible à tous en vue de fournir des informations qui retarderaient les premières rencontres sexuelles et diminuer ainsi des comportements à risque pour les hommes et les femmes. C'est surtout avant qu'ils ne deviennent sexuellement actifs que les jeunes gens devraient avoir une éducation sexuelle comme faisant partie de leur formation. Une éducation sexuelle bien conçue et bien enseignée réduit le risque d'avoir les maladies sexuellement transmissibles, le VIH-sida et les grossesses indésirables.

L'éducation en général pourrait prendre plusieurs formes. On pourrait, par exemple, utiliser du matériel imprimé, donner des cours, faire des expositions ou des vidéos. Mais ce qui serait encore très important en la matière, c'est le service d'assistance volontaire. Ainsi, l'éducation pourrait mettre en valeur l'autonomie et aider à façonner les choix volontaires. L'éducation devra cibler par des programmes variés, les adultes, les jeunes, les personnes dont le comportement et le style de vie

---

[129] Nous reprenons ici quelques points avancés par METTI AMIRTHAM, *Women Confronting Stigma in Tamil Nadu*, *in*: IOZZIO, M.J., DOYLE ROCHE, M.M. & MIRANDA, E.M. (eds.), *Calling for Justice Throughout the World: Catholic Women Theologians on the HIV/AIDS Pandemic*, The Continuum International Publishing Group Inc./The Continuum International Publishing Group Ltd, New York/London, 2008, p. 174-182, ici à la page 178s.

les placent en face d'un plus grand risque d'être atteints par l'infection du VIH-sida.

Il est important cependant de noter que l'éducation n'est pas une formule magique qui donnerait automatiquement des résultats escomptés. Les informations qui sont de manière adéquate données en formant les jeunes comme les plus âgés en vue de développer certaines attitudes et habiletés dans les relations interpersonnelles pourraient indubitablement amcner des résultats relativement satisfaisants. Mais les informations ne sont pas un remède infaillible. Éduquer les jeunes gens à estimer la monogamie, la fidélité et la sainteté du mariage serait certainement un pas important pour contenir l'épidémie du VIH-sida.

– Il faudrait prendre des mesures pour éviter la transmission du VIH-sida de la mère à l'enfant. Pour y arriver, il faudrait protéger les mères[130]. La plupart des transmissions de la mère à l'enfant se passent durant les deux dernières semaines de la grossesse, en travail, ou à l'accouchement. Faire en sorte qu'il ait un accès facile pour les tests des couples et combattre autant que possible les viols et d'autres abus des jeunes filles. Les jeunes filles devraient avoir un accès facile aux informations,

---

[130] On compte plus de 630 000 enfants qui annuellement sont infectés par le virus. La grande majorité d'entre eux sont infectés par leurs mères. Plus la charge virale est élevée chez la mère, plus il existe la possibilité de transmettre à l'enfant. Cf. WHO, *Global AIDS Epidemic shows no Signs of Abating; Epidemic Update*, WHO, Geneva November 2003; 2003 (Assessed 6 July 2004 at http://www.who.int/mediacentre/releases/2003/prunaids/en); UNAIDS, *Report on Global AIDS Epidemic* (Assessed on 7 July 2004 à, www.unaids.org, 2004; cité par MOODLEY, J. & MOODLEY, D., *Management of Human Immunodeficiency Virus Infection in Pregnancy*, in: *Best Practice and Research Clinical obstetrics and Gynaecology* 19, 2 (2005): 169-183, ici à la page 170).

aux soins cliniques, et des aides de soutien comme le planning familial et des aides nutritionnelles.

– Il faudrait développer des centres pour les programmes de prévention pour les femmes. Apprendre aux femmes à se prendre en charge dans le domaine de la sécurité économique et à se protéger.

– Encourager les parents à discuter et à parler du sexe, de la sexualité, avec leurs enfants.

– Que la prévention au VIH-sida et les programmes des soins deviennent répandus et accessibles à tous.

Que l'éducation puisse reproduire les situations réelles de la vie en ciblant de manière différente les hommes et les femmes, les riches, les pauvres, les jeunes, les vieux les citadins comme les ruraux.

3. *Les organisations africaines contre le VIH-sida*

Un des éléments clés d'un système démocratique est la présence d'une société civile active qui peut tenir le gouvernement à être responsable de ses politiques pour combattre le VIH-sida et de faire appel à des facultés morales ou intellectuelles des citoyens en faveur des arguments politiques au profit d'une cause bien déterminée, et à l'occurrence le VIH-sida. On trouve en Afrique des organisations de la société civile pour combattre le VIH-sida. Dans certains pays, la société civile a participé à l'érection d'une politique adéquate de combat. Il existe des organisations fortes, surtout dans les pays anglophones de l'Est et du Sud de l'Afrique, qui possèdent un fonctionnement continu et des structures bien définies. C'est ainsi qu'une organisation, dont les membres se rencontrent rarement, ne s'engage pas dans des activités bien précises, ne possède pas des institutions qui peuvent prendre des décisions ou avoir des communications, et dont l'adhésion reste inactive, ne pourrait être considérée comme étant forte. Il existe trois facteurs qui contribuent à la force d'une organisation : les ressources financières adéquates, la capacité humaine de ses membres et de ses leaders, et les structures internes qui facilitent la transparence et la responsabilité.

La société civile est un ensemble de personnes d'un même groupe ou d'une même organisation, des associations volontaires, des clubs d'entraide, des groupes d'intérêt, des organismes religieux, des organisations de développement non gouvernementales, les fondations et les mouvements sociaux qui peuvent être formels ou informels en nature, qui ne font pas partie du gouvernement, et qui ne sont pas établis dans le but de faire du profit[131].

Parmi les organisations africaines qui se sont préoccupées et se préoccupent encore du combat contre le VIH-sida et aider les personnes atteintes par le virus, on peut citer, le *Treatment Action Campaign* (TAC) de l'Afrique du Sud, dans la mesure où la transparence de ce groupe a facilité une recherche généralisée sur l'organisation, et parce que ce groupe est considéré comme étant la plus forte et la plus influente organisation contre le VIH-sida en Afrique. Nous trouvons également le *Zimbabwe National Network for people Living with HIV/AIDS* (ZNNP+), *South Africa's National Association of People with*

[131] Cf. FOWLER, A., *Striking a Balance: A Guide to Enhancing the Effectiveness of Non-Governmental Organizations in International Development*, Earthscan, London, 1997, p. 8; cité par PATTERSON, A.S., *The Politics of AIDS in Africa*, Lynne Rienner Publishers, Inc., Boulder, Colo./London, UK, 2006, p. 96.

AIDS (NAPWA), *The Ghana HIV/AIDS Network* (GHANET), et *the Ghana AIDS Treatment Access Group* (GATAG).

Le TAC de l'Afrique du Sud fut fondé en 1998, avec comme objectif de leur campagne, l'accès au traitement pour ceux qui sont atteints de la maladie pour tous les Sud-Africains en soulevant la conscience publique et faisant comprendre des problèmes qui entourent la disponibilité, la procuration et l'utilisation des traitements contre le VIH-sida. Le TAC a également fait campagne contre le fait de considérer le VIH-sida comme une condamnation à mort.

Le NAPWA fut fondé en 1994 avec le nombre de ses membres s'étendant entre 70 000 et 300 000 personnes. Ses objectifs sont relativement vastes : combattre la discrimination contre ceux qui sont atteints de la maladie, encourager l'éducation concernant le VIH-sida, fournir des soins et de l'aide aux personnes vivant avec le VIH-sida, et recommander des dépenses pour la maladie.

Le GHANET a été fondé en 1996. C'est l'association qui en chapeaute plusieurs autres au nombre d'à peu près 150. Son but principal est de combattre la discrimination contre les malades et les séropositifs, d'agir comme un groupe de pression pour les personnes vivant avec le VIH-sida, être comme un forum général de base pour l'échange des informations sur le VIH-sida, et former les associations membres à demander des subventions et à la gestion des programmes du VIH-sida.

En général, les organisations africaines de la société civile possèdent en commun un problème unique, à savoir, l'organisation de collecte de fonds. La plupart des associations locales manquent de personnel expérimenté pour mettre par écrit des projets de subventions par l'État ou les organismes étrangers. Et ils sont incapables de mettre en place des mécanismes des collectes des fonds au milieu d'une population pauvre. Beaucoup de ces organisations ne veulent pas s'engager dans des activités à but lucratif telles que prestataire de services en conseil, parce que ces entreprises peuvent exposer l'organisation au risque d'être détournée de leur action citoyenne[132]. Ce qui revient à dire que beaucoup de ces organisations locales ou bien ne possèdent pas de ressources nécessaires, ou alors elles doivent recourir aux fonds externes pour mettre en route leurs programmes et leur capacité d'organisation.

4. Conclusion

Il n'existe pas jusqu'à présent une cure contre le sida. Les malades et les séropositifs qui reçoivent les antirétroviraux peuvent arriver à prolonger leur vie tout en étant dépendants à ces médicaments. En vue d'optimiser le résultat d'un traitement, il faut connaître la mesure de la charge virale dans le corps. Avec cette médication, il est possible de réduire ou même de supprimer la charge virale jusqu'à des niveaux indétectables. L'utilisation de ces antirétroviraux peut empêcher la transmission du VIH-sida de la mère à l'enfant et même la transmission dans les relations sexuelles. Ce qui veut dire en substance que les antirétroviraux ne sont pas uniquement utiles à l'ensemble des soins exigés, mais ils sont aussi utilisés comme moyens de prévention contre le VIH-sida.

---

[132] Cf. GYIMAH-BOADI, E., *Civil Society and Democratic Development*, *in*: GYIMAH-BOADI, E. (ed.), *Democratic Reform in Africa: The Quality of Progress*, Lynne Rienner Publishers, Boulder, CO. 2004, p. 99-119, ici à la page 109; cité par PATTERSON, A.S., *The Politics of AIDS in Africa*, Lynne Rienner Publishers, Inc., Boulder, Colo./London, UK, 2006, p. 100.

Une stratégie a été mise en place en 2016 par l'OMS en vue de mettre fin à l'épidémie du VIH-sida comme un élément qui constitue un danger à la santé publique à l'horizon 2030. Entre-temps la communauté scientifique s'attelle d'arrache-pied à trouver un vaccin contre le VIH qui empêcherait totalement l'infection. Mais la difficulté actuelle à trouver un vaccin approprié réside dans le fait que le virus du sida est un rétrovirus capable de s'introduire dans l'ADN de la cellule tout en restant latent et tout en restant ainsi à l'abri des traitements antiviraux et des vaccins. La mutation continuelle du virus du sida lui permet de créer une souche d'adaptation dans le but de venir à bout des nouveaux anticorps développés dans le corps hôte.

Dans le cadre du combat qui est mené actuellement contre le VIH-sida, il existe des organisations africaines de la société civile. Mais ces organisations manquent de fonds et un personnel expérimenté qui mettrait en place des mécanismes des collectes des fonds. En définitive, ces organisations font simplement recours à des fonds externes pour faire fonctionner leurs programmes et leur capacité d'organisation.

Conclusion générale

Nous nous étions fixés comme objectif dans ce travail de faire l'état des lieux de l'épidémie du VIH-sida, sa géographie, son infection et les soins y afférant. Nous n'avions pas oublié de décortiquer les problèmes éthiques que soulèvent cette maladie et les solutions à la hauteur de l'épidémie. Nous sommes arrivés à établir un certain nombre de faits :

- Le virus du sida est un rétrovirus ;
- Son apparition remonte au siècle dernier dans les années 1980 aux États-Unis parmi certains membres de la communauté « gay » ;
- C'est l'Afrique qui est le continent le plus touché par la maladie, surtout dans sa partie orientale et australe ;
- La contamination se fait essentiellement par le sang, les relations sexuelles, l'échange des seringues chez les drogués, de la mère à l'enfant dans le sein de la mère et l'allaitement. Le mode de transmission le plus répandu en Afrique est la transmission par des relations sexuelles ;
- Les femmes sont les plus touchées par le VIH-sida en Afrique, à cause notamment de leur disposition biologique ; de l'inégalité des sexes et de la culture africaine qui fait que la femme n'ait pas voix au chapitre dans le domaine touchant la sexualité ; de la prostitution et de la pauvreté ;
- Le sida semble être une maladie honteuse en Afrique ; d'où le silence qui entoure la maladie. Rares sont les personnes qui s'aventurent à révéler ou à faire un examen sérologique ou à faire un examen de sang ;

- L'Afrique paie un lourd tribut à cause du VIH-sida. Plusieurs jeunes sont non seulement atteints, mais ils ne savent plus également contribuer à l'économie de leur pays. C'est pour la plupart des personnes qui sont à la fleur de l'âge de productivité qui est la plus atteinte. Ce qui est encore plus dramatique, c'est le nombre toujours élevé des enfants orphelins du sida. Le coût du sida se fait sentir non seulement durant la période de la maladie, mais encore lors des obsèques qui sont somme toute très chères ;
- En ce qui concerne la prévention, l'abstinence reste la meilleure protection contre le VIH-sida. Parmi les autres mesures, il faut signaler la fidélité dans le couple et l'utilisation du préservatif ;
- Il n'existe encore aucun vaccin ni une cure contre le VIH-sida. Lorsque le virus fait son entrée dans l'organisme, il y reste pour le restant de la vie. Cependant, il existe actuellement des thérapies surtout des antirétroviraux capables de réduire la charge virale et de transformer le sida en une maladie chronique. Ces médicaments qui sont pourtant chers ne sont pas accessibles à tout le monde et surtout à ceux qui en ont le plus besoin. Les budgets de santé de beaucoup de pays africains ne sont pas à la hauteur en vue de financer la prise en charge des malades et capables de contenir le VIH-sida ;
- Il existe de nombreux problèmes éthiques soulevés par le VIH-sida. Il y a la discrimination qu'il faudrait par tous les moyens tenir en respect pour ne pas isoler et stigmatiser les séropositifs et les malades du sida.

S'il faut considérer le point de vue des utilitaristes, alors, il faudra mettre l'accent sur les aboutissements et les conséquences des actions menées. Une action n'est possible que dans la mesure où celle-ci génère une plus-value dans le bien général au profit du plus grand nombre.

Les déontologistes par contre mettent l'accent sur la personne, nonobstant les conséquences qui surviendront dans l'avenir. Chaque être humain doit être considéré comme un individu autonome et il ne pourra être servi comme moyen pour faciliter la vie des autres. Le guide professionnel dans les soins de santé devra mettre en avant le respect de l'autonomie, la bienfaisance, la non-malfaisance et la justice.

Les communautaristes privilégient les valeurs partagées, les idéaux et les besoins communautaires par rapport à ceux de l'individu. C'est pour cette raison que pour eux les besoins de la communauté auront toujours de la préséance face aux exigences et aux souhaits des individus particuliers.

Quant à l'éthique de la vertu, on exigera au personnel soignant de posséder certains traits de caractère dans leurs relations personnelles avec les malades comme la compassion, la solidarité, la fidélité, l'amour et l'amitié.

Dans un contexte de limitation des ressources médicales, comme c'est le cas en Afrique, cela entraîne comme conséquence le besoin de faire la distribution des bienfaits et des charges des soins de santé, en suivant les principes de la justice distributive de manière équitable dans la société.

En vue de protéger la société de manière efficace, faudra-t-il exiger un dépistage systématique du VIH-sida ? Le dépistage contribuerait efficacement à la prévention de la maladie ou tout au plus améliorerait les contrecoups du sida. Obliger un test de sida pour des gens vivant dans le mariage monogamique et respectant la fidélité ; pour ceux qui, quelque manière que ce soit, n'ont pas de relations sexuelles ; pour ceux qui ne font pas usage de drogue et n'utilisent pas d'aiguilles à cet effet ; pour ceux qui n'ont jamais fait de transfusion sanguine ni d'acupuncture, ni de tatouages ; un test de sida obligatoire serait une décision arbitraire pour eux. Par contre, tous ceux qui ont fait face à un risque éventuel de contamination, un test obligatoire serait bénéfique, d'autant plus qu'un résultat séronégatif les rassurerait pour les motiver à un changement radical de leur comportement. Dans le cas d'un résultat séropositif, ces individus se mettraient immédiatement dans un programme de traitement, tout en prenant davantage des précautions à l'avenir pour se protéger en choisissant des relations saines dans le sexe et en ayant des contacts qui bénéficient d'une certaine protection.

Il faudrait toutefois se garder de tomber dans la stigmatisation des individus reconnus séropositifs lors d'un test obligatoire ; ce qui mènerait à leur marginalisation.

Pour tous ceux qui pensent que le sida était une punition de Dieu en faisant référence à certains passages de la Bible, nous avons dit que Dieu ne peut rejeter l'homme qu'il a créé à son image. Pour ceux qui sont atteints du VIH-sida, ce sont les paroles de l'espoir dont ils ont grandement besoin et non la damnation. C'est la compassion, qui est une forme de base de disponibilité pour les autres, qui doit être la réponse adaptée aux malades. L'être humain, quelle que soit sa condition, mérite respect et dignité.

La souffrance fait partie intégrante de la vie de chaque jour. C'est pour cette raison qu'elle doit être acceptée avec courage. Les individus porteurs du VIH-sida font désormais partie de la classe biblique de ceux que l'on appelle pauvres. Ceux-ci sont aimés de Dieu et méritent compassion.

On ne cessera de sitôt de parler du sida et de la maladie. Il aurait été intéressant dans le présent travail de faire parler les malades, d'écouter avec bienveillance leurs témoignages. Mais, malheureusement, cela n'était pas possible dans le milieu de notre investigation. Il nous a été difficile de trouver des malades disponibles qui pouvaient parler librement de leur état et de leur séropositivité. Les rares personnes qui se reconnaissaient séropositives ne voulurent pas aller plus loin. Toutefois, il serait intéressant de faire des recherches qui mettraient ces malades au centre en vue de proposer une autre approche pour vaincre la maladie.

Appendice

DÉCLARATION UNIVERSELLE DES DROITS DES MALADES DU SIDA ET DES SÉROPOSITIFS

Le sida est une maladie et un symptôme de notre époque. En dépit de son actuelle gravité, en dépit de l'absence momentanée de tout traitement efficace, et au-delà des réactions médiatiques, politiques ou simplement humaines que la peur suscite, le sida reste une maladie semblable aux autres que la médecine a déjà maîtrisées et qu'elle maîtrisera. En dehors des rapports sexuels et de la transmission par voie sanguine, les malades ne représentent aucun risque de contagion. L'information et l'éducation du public sont actuellement les conditions nécessaires à l'acquisition par chacun des gestes de prévention seuls susceptibles d'enrayer l'épidémie. Elles sont donc garantes de la santé et de la liberté des populations. Cette situation impose sagesse, exige le respect scrupuleux d'une éthique, dicte des impératifs (il en existe 10) :

1. Au regard de la loi et de la médecine, le sida est une affection comme les autres.

2. Les personnes atteintes par le virus sont protégées par la loi commune. Aucune loi d'exception ne pourra leur être appliquée.

3. Les soins aux personnes atteintes par le virus doivent être consentis sans aucune restriction.

4. Les transfusions sanguines et l'utilisation du matériel de prise de sang et d'injection devront offrir toutes les garanties possibles d'innocuité. Les responsables de chaque pays ont droit pour cela à la coopération internationale.

5. Nul n'a le droit de restreindre la liberté ou les droits des personnes au seul motif qu'elles sont atteintes par le virus, quels que soient leur race, leur nationalité, leur religion, leur sexe ou leur orientation sexuelle.

6. Toute référence à la maladie présente ou future faite sans le consentement de la personne atteinte par le virus doit être considérée comme préjudiciable et sanctionnée dans le cadre du droit commun.

7. Toute action tendant à refuser aux personnes porteuses de virus un emploi, un logement, une assurance, ou à les en priver, à restreindre leur participation aux activités collectives, scolaires et militaires doit être considérée comme discriminatoire et sanctionnée.

8. En aucun cas, des examens de dépistage du virus doivent être pratiqués à l'insu des personnes.

9. Tous les examens de contrôle ou les dépistages qui s'avèrent nécessaires doivent être accomplis dans le respect de l'anonymat et couverts par le secret médical. Aucun dépistage ne peut être proposé qui ne soit accompagné de la garantie d'un soutien psychologique, médical et social.

10. Le secret médical qui lie les médecins entre eux et chaque médecin à son patient doit être absolu, notamment à l'égard des employeurs et des services publics. Il ne doit connaître aucune exception, quelles que soient les exigences de la technologie médicale moderne. Les données recueillies par le médecin ne doivent servir qu'à des fins médicales. Tout manquement à cette déontologie devra être poursuivi et donner lieu à réparation.

Index

A

B

C

D

E

N

O

P

R

S

T

Bibliographie

ABEGUNDE, D.O., MATHERS, C.O. *et alii*, *The Burden and Costs of Chronic Diseases in Low-income and Middle-income Countries*, in: *Lancet* 370 (2007): 1929-1938.

AINSWORTH, M. & MEAD OVER, *AIDS and African Development*, in: *The World Bank Research Observer* 9, 2 (July 1994): 203-240.

AINSWORTH, M., OVER, M., *The Economic Impacts of Aids: Shocks Response and Outcomes, in:* THE WORLD BANK, *Africa Technical Department*, Healthand Nutrition Division, Technical Working Paper n° 1, 1992.

ALIZON, M. *et alii*, *Molecular Cloning of Lymphadenopathy-Associated Virus*, in: *Nature* 312 (1984): 757-760.

ALLEN, M. & PREISS, R.W. (eds.), *Persuasion: advances through meta-analysis*, Hampton Press Inc., Cresskill, NJ, 1998.

ALMOND, B. (ed.), *Aids – A Moral Issue: The Ethical, Legal and Social Aspects*, The Macmillan Press LTD, Hong Kong, 1990.

ANGLARET, X., *VIH/sida dans le monde : de l'épidémiologie au traitement universel*, in: *La Revue de médecine interne* 29S (2008) : S269-S273.

ANGLARET, X. & SALAMON, R., *Épidémie de sida en Afrique subsaharienne*, in: *Médecine et Science* 205 (2004) : 593-598.

ANRS & ORSTOM (éds.), *Le sida en Afrique. Recherches en sciences de l'homme et de la société*, Collection Sciences sociales et Sida, avril 1997.

APRIL, M.D. *et al.*, *The survival benefits of antiretroviral therapy in South Africa*, in: *The Journal of Infectious Diseases* 209, 4 (2014): 491-499.

ARISTOTE, *Éthique à Nicomaque* (Trad. Richard Bodéus), GF Flammarion, Paris, 2004.

ASHFORTH, A., *Quand le sida est sorcellerie. Un défi pour la démocratie sud-africaine*, in: *Critique internationale* 14, 1 (2002): 119-141.

BALEKANG, G.B. & DINTWA, K.F., *A comparison of risky sexual behaviours between circumcised and uncircumcised men aged 30-44 years in Botswana*, in: *African Health Sciences* 16, 1 (March 2016): 105-115.

BARIN, F., M'BOUP, S., DENIS, F., KANKI, P., ALLAN, J.S., LEE, T., ESSEX, M., *Serology Evidence for Virus Related to Simian T-Lympho-tropic Retrovirus III in Residents of West Africa*, in: *Lancet* 17 (1985): 55-61.

BARKS-RUGGLES, E., *The Economic Impact of HIV/AIDS in Southern Africa*, Brookings Institution, Conference Report N° 9, September 2001.

BARNETT, BLAIKIE, P., *Aids in Africa. Its Present and Future Impact*, Belhaven Press, London, 1992.

BARNETT, T. & WHITESIDE, A., *AIDS in the Twenty First Century: Disease and Globalization*, Palgrave MacMillan, London, 2002.

-, *Poverty and HIV/AIDS: Impact, Coping and Mitigation Policy, in:* CORNIA, G.A. (ed.), *AIDS, Public Policy and Child Well-Being*, Second Edition, UNICEF Innocenti Research Centre, Florence, 2007, p. 209-243.

BARRE-SINOUSSI, F., *VIH Target Cells: Effect of their Infection by VIH on the Pathogenesis of AIDS*, in: *Lymphology* 21 (1988): 11-14.

BARRE-SINOUSSI, F., HERMANN, J.C., REY, F., NUGEYRE, M.T., CHAMARET, S., GRUEST, J., AUGUET, C., AXLER-BLIN, C., VÉZINET-BRUN, F., ROUZIOUX, C., ROZENBAUM, W., MONTA-GNIER, L., *Isolation of a T-Lymphotropic Retrovirus from a Patient at Risk for Acquired Immune Deficiency Syndrome (AIDS)*, in: *Science* 220 (1983): 868-871.

BASTOS, C., *Global Responses to AIDS: Science in Emergency*, Indiana University Press, Bloomington, Indiana, 1999.

BAYER, R. & FAIRCHILD, A.L., *Means, ends and the ethics of fear-based public health campaigns*, in: *Journal of Medical Ethics* 42 (2016): 391-396.

BEAUCHAMP, T.L. & CHILDRESS, J.F., *Principles of Biomedical Ethics*, 5e Edition, Oxford University Press, New York, 2001.

BEAULIÈRE, A., LE MAUX, A., TREHIN, C. & PEREZ, F., *Accès aux traitements antirétroviraux dans les pays en développement : quelles stratégies de financement ?*, in: *Revue d'épidémiologie et de santé publique* 58 (2010): e1-e10.

BÉLEC, L., *La transmission sexuelle du sida*, Presses universitaires de France, Paris, 1997.

BENNETT, R. & ERIN, C.A. (eds.), *HIV and AIDS: Testing, Screening, and Confidentiality*, Oxford University Press, Oxford/New York, 1999.

BENOIT, S.N., GERSSHY-DAMET, G.M., COULIBALY, A. *et al.*, *Seroprevalence of HIV Infections in the General Population of the Côte d'Ivoire, West Africa*, in: *Journal of Acquired Immune Deficiency Syndromes* 3 (1990): 1193.

BIOMED CENTRAL PUBLIC HEALTH 12 (2012).

BLANCHE, S., DOLLFUS, C., FAYE, A., ROUZIOUX, C., MANDELBROT, L., TUBIANA, R., WARSZAWSKI, J., *Le sida pédiatrique, 30 ans plus tard*, in: *Archives de pédiatrie* 20 (2013): 890-896.

BONGMBA, E.K., *Facing a Pandemic. The African Church and the Crisis of AIDS*, Baylor University Press, Waco, Texas, 2007.

BOR, J., HERBST, A.J., NEWELL, M.L., BÄRNIGHAUSEN, T., *Increases in adult life expectancy in rural South Africa: valuing the scale-up of HIV treatment*, in: *Science* 339 (2013): 961-965.

BOSTER, F. & MONGEAU, P.A., *Fear-arousing persuasive arguments, in:* BOSTROM, R.N. & WESTLEY, B.H. (eds.), *Communication yearbook: an annual review published for the International Communication Association (n° 8),* SAGE Publications, Newbury Park, CA 1984, p. 30-74.

BOSTROM, R.N. & WESTLEY, B.H. (eds.), *Communication yearbook: an annual review published for the International*

Communication Association (n° 8), SAGE Publications, Newbury Park, CA, 1984.

BOTSWANA, Status of the 2002 National Response to the UNGASS Declaration on HIV/AIDS, 2003, http://www.unaids.org (accès ce 21 novembre 2003).

BOURDILLON, F., NADAL, J.-M. & DEMEULEMEESTER, R., *La prospective « SIDA 2010 » à l'épreuve des faits*, in: *Les Tribunes de la santé* 25, 4 (2009) : 95-110.

BOWA, K., KAWIMBE, B., MUGALA, D., MUSOWOYA, A., MAKUPE, A., NJOBVU, M. & SIMUTOWE, C., *A Review of HIV and Surgery in Africa*, in: *The Open AIDS Journal* 10 (2016): 16-23.

BURGERS, W.A. & WILLIAMSON, C., *The Challenges of HIV Vaccine Development and Testing*, in: *Best Practice & Research Clinical Obstetrics and Gynaecology* 19, 2 (2005): 277-291.

BUSINESS DAY du 18 avril 2000.

CAMPBELL, C., *Letting them Die: Why HIV/AIDS Prevention Programmes Fail*, The International African Institute/James Currey/ Indiana University Press/ Double Storey, Wetton/Oxford/ Bloomington, 2003.

CARAEL, M., *Women Vulnerability to STD/HIV in Sub-Saharan Africa: an Increasing Evidence*, Communication présentée au séminaire *Women and Demographic Change in Sub-Saharan Africa*, Commission de l'UIESP sur le statut de la femme et la population, Dakar, 6-13 mars 1993.

CARLOS, S., MARTINEZ-GONÁLEZ, M.A., BURGUEÑO, E. *et alii*, *Misconceptions about HIV infection in Kinshasa*

(Democratic Republic of Congo): a case – control study on knowledge, attitudes and practices, in: *Sexually Transmitted Infections* 91 (2015): 334-337.

CASSUTO, J.-P., PESCE, A. & QUARANTA, J.-F., *Le S.I.D.A.*, 6e édition, Presses universitaires de France, Paris, 1996.

Catéchisme de l'Église catholique, Desclée, Mame, Bayard, septembre 2012. www.vatican.va/archive/FRA0013/_INDEX.HTM

CHABROL, F., *Le sida en Afrique subsaharienne : Perception d'un enjeu de sécurité internationale*, in: *Revue internationale et stratégique* 46, 2 (2002) : 129-136.

CHIÈZE, F., *Aspects biomédicaux du sida en Afrique, in:* VALLIN, J. (éd.), *Populations africaines et sida*, Éditions La Découverte, Paris, 1994, p. 17-61.

CHIN, J., *The AIDS Pandemic: The Collision of Epidemiology with Political Correctness*, Radcliffe Publishing, Oxford/Seattle, 2007.

CHUNG, J., SCHERER, L.J., GU, A., GARDNER, A.M., TORRES-CORONADO, M., EPPS, E.W., *et al.*, *Optimized lentiviral vectors for HIV gene therapy: multiplexed expression of small RNAs and inclusion of MGMTP140K drug resistance gene*, in: *Molecular Therapy* 22 (2014): 952-963, http://dx.doi.org/10.1038/mt. 2014.32.

CIMPERMAN, M., *When God's People have HIV/AIDS: An Approach to Ethics*, Orbis Books, Maryknoll, New York, 2005.

CNN, *Falwell Apologizes to Gays, Feminists, Lesbians*, 14 September 2001.

COLEBUNDERS, R.L., MANN, J.M., FRANCIS, H. *et al.*, *Evaluation of a Clinical Case Definition of Aids in Africa*, in: *Lancet* 1 (1987): 492-494.

CORNIA, G.A. (ed.), *AIDS, Public Policy and Child Well-Being*, Second Edition, UNICEF Innocenti Research Centre, Florence, 2007.

COUDERC, N., DROUHIN, N. & VENTELOU, B., *Sida et croissance économique : le risque d'une « trappe épidémiologique »*, in: *Revue d'économie politique* 116, 5 (2006) : 697-715.

COUTSOUDIS, A., *Breastfeeding and HIV*, in: *Best Practice & Research Clinical Obstetrics and Gynaecology* 19, 2 (2005): 185-196.

CUDDINGTON, J.T., *Modeling the Macroeconomic Effects of AIDS, With an Application to Tanzania*, in: *World Bank Economic Review* 7, 2 (1993): 173-89.

DANIEL, M.D., LETVIN, N.L., KING, N.W., KANNAGI, M., SEGHAL, P.K., HUNT, R.D., KANKI, P.J., ESSEX, M., DESROSIERS, R.C., *Osolation of T-Cell Tropic HTLV-III Like Retrovirus from Macaques*, in: *Science* 228 (1985): 1201-1204.

DE BRUYN, M., *Women and Aids in Developing Countries*, in: *Social Science and Medicine* 34, 3 (1992): 249-262.

DEHNE, K.L., DALLABETTA, G., WILSON, D., GARNETT, G.P., LAGA, M., BENOMAR, E., FAKOYA, A., BAGGALEY, R., NELSON, L.J., KASEDDE, S., BERMEJO, A., WARREN, M., BENEDIKT, C., THE GLOBAL PREVENTION FOCAL POINT GROUP, *HIV Prevention 2020: A Framework for Delivery and a Call for Action*, in: *The Lancet*

3, 7 (2016): e323-e332 [www.theLancet.com/hiv Vol3 July 2016].

DE HOOG, N., STROEBE, W. & WIT, J.B. (de), *The impact of vulnerability to and severity of a health risk on processing and acceptance of fear-arousing communications: a meta-analysis*, in: *Review of General Psychology* 11 (2007): 258-85.

DESCHAMPS, C., *Les recherches sur la sexualité et le sida sous les fourches caudines du néolibéralisme*, in: *L'homme et la société* 189-190, 3 (2013) : 145-162.

DE WAAL, A., *Why the HIV/AIDS Pandemic is a Structural Threat to Africa's Governance and Economic Development*, in: *The Fletcher Forum of World Affairs* 27, 2 (Summer/Fall 2003): 6-24.

-, *AIDS and Power: Why there is no Political Crisis – Yet*, Zed Books/The International African Institute and The Royal African Society, London/New York/Claremont (Cape Town) 2006.

DHAI, A. & NOBLE, R., *Ethical Issues in HIV*, in: *Best Practice & Research Clinical Obstetrics and Gynaecology* 19, 2 (2005): 255-267.

DIXON, S., MCDONALD, S. & ROBERTS, J., *The Impact of HIV and AIDS on Africa's Economic Development*, in: *British Medical Journal (BMJ)* 324 (26 January 2002): 232-234.

DIVARIS, K. *et alii*, *Adult HIV Care Resources, Management Practices and Patient Characteristics in the Phase 1 IeDEA Central Africa Cohort*, in: *Journal of the International AIDS Society* 15 (2012): 17422.

DORNADULA, G., ZHANG, H., VAN UITERT *et alii*, *Residual HIV-1 RNA in Blood Plasma of Patients Taking Suppressive Highly Active Antiretroviral Therapy*, in: *The Journal of the American Medical Association (JAMA)* 282 (1999): 1627-1632.

DOZON, J.-P. & GUILLAUME, A., *Contextes, conséquences socio-économiques et coûts du sida, in:* VALLIN, J. (éd.), *Populations africaines et sida*, Éditions La Découverte, Paris, 1994, p. 179-223.

EBOKO, F., *Soigner le sida en Afrique. Recherche biomédicale et engagement humanitaire*, in: *Ethnologie française*, 41, 3 (2011): 497-507.

EKANGA, B., *Les Fondements éthiques de la bioéthique,* iUniverse, Bloomington, Indiana, 2013.

ENGEL, J., *The Epidemic: A Global History of AIDS*, Smithsonian Books/ HarperCollins Publishers, New York, 2006.

FAGGIONI, M.P., *An HIV-Infected Italian Woman Seeking To Have Children, in:* KEENAN, J.F. (ed.), *Catholic Ethicists on HIV/AIDS Prevention*, The Continuum International Publishing Group Inc./The Continuum International Publishing Ltd. New York/London, 2000, p. 246-254.

FERRER, J.J., *Needle Exchange in San Juan, Puerto Rico: A Traditional Roman Catholic Casuistic, in:* KEENAN, J.F., (ed.), *Catholic Ethicists on HIV/AIDS Prevention*, The Continuum International Publishing Group Inc./The Continuum International Publishing Ltd. New York/London, 2000, p. 177-191.

FINZI, D., HERMANKOVA, M., PIERSON, T. *et alii*, *Identification of a Reservoir for HIV-1 in Patients on Highly Active Antiretroviral Therapy*, in: *Science* 278 (1997): 1295-1300.

FLEMING, A.F., CARBALLO, M., FITZSIMONS, D.W., BALLEY, M.R. & MANN, J. (eds.), *The Global Impact of AIDS*, Alan, R. Liss, Inc., New York, 1988.

FLOYD, S. *et al.*, *The effect of antiretroviral therapy provision on all cause, AIDS and non-AIDS mortality at the population level – a comparative analysis of data from four settings in Southern and East Africa*, in: *Tropical Medicine & International Health* 17, 8 (2012): e84-93.

FORSYTHE, S., *How Does HIV/AIDS Affect Africa Businesses?*, *in*: INTERNATIONAL AIDS ECONOMICS NETWORK (ed.), *State of the Art: AIDS and Economics*, July 2002, p. 30-37.

FOWLER, A., *Striking a Balance: A Guide to Enhancing the Effectiveness of Non-Governmental Organizations in International Development*, Earthscan, London, 1997.

FRANCOEUR, C., *Les multiples visages du VIH-sida. Représentations, expériences et intervention*, in: *Reflets* 172 (2011) : 150-162.

FRANGE, P. & BLANCHE, S., *VIH et transmission mère-enfant*, in: *La Presse médicale* 43 (2014) : 691-697.

FULLER, J.D. & KEENAN, J.F., *Introduction: At the End of the First Generation of HIV Prevention*, *in*: KEENAN, J.F., (ed.), *Catholic Ethicists on HIV/AIDS Prevention*, The Continuum International Publishing Group Inc./The Continuum International Publishing Ltd. New York/London, 2000, p. 21-38.

GALLO, R., *Virus Hunting: AIDS, Cancer, and the Human Retrovirus*, New York, 1991.

GALLUP, P. & SACHS, J., *The Economic Burden of Malaria*, in: *The American Journal of Tropical Medicine and Hygiene* 64, 1&2 (2001): 85-96.

GARRET, A.J., SEAGROATT, V. & SUARANE, E.M. *et al.*, *Measurement of Antibodies to Human Immunodeficiency Virus: an International Collaborative Study to Evaluate WHO Reference Sera*, in: *Bull WHO* 66 (1988): 197-202.

GARRET, L., *The Lessons of HIV/AIDS*, in: *Foreign Affairs* 84, 4 (July-August 2005): 51-64.

GAY-ANDRIEU, F., *Séance délocalisée de la Société de pathologie exotique : « Le Fonds mondial de lutte contre le sida, la tuberculose et le paludisme : enjeux et défis en Afrique ».* 12-13 octobre 2009, Libreville, Gabon, in: *Bulletin de la société de pathologie exotique* 103 (2010) : 123-129.

GILL, R., *AIDS, Leprosy and the Synoptic Jesus, in:* GILL, R. (ed.), *Reflecting Theologically on AIDS: A Global Challenge*, SCM Press, London, 2007, p. 100-113.

GILL, R. (ed.), *Reflecting Theologically AIDS: A Global Challenge*, SCM Press, London, 2007.

GIMBEL, S., RUSTAGI, A.S., ROBINSON, J., *et al.*, *Evaluation of a Systems Analysis and Improvement Approach to Optimize Prevention of Mother-To-Child Transmission of HIV Using the Consolidated Framework for Implementation Research*, in: *Journal of Acquired Immune Deficiency Syndromes* 72 (2016): S108-S116.

GOVERNMENT OF UGANDA, *HIV Prevention and Control Act. 2014*. Available: http://www.parliament.go.ug/new/ images/stries/acts/2014/HIV%20and%20AIDS%20prevention %20and %20control %20act %202014.pdf

GRMEK, M., *L'histoire du sida*, Payot, Paris, 1989, p. 240-244, *in:* PIERRET, J., *Un défi mondial: Le sida, in: Problèmes Politiques et Sociaux* 625 (1990): 1-64.

GUEST, E., *Children of AIDS. Africa's Orphan Crisis*, Pluto Press/University of Natal Press, London/Sterling, Virginia/Pietermaritzburg, 2001.

GUTTMACHER, S., LIEBERMAN, L. & WARD, D., *Does Access to Condoms Influence Adolescent Sexual Behavior?*, in: *The AIDS Reader* 8 (November/December 1998): 201-209.

GYIMAH-BOADI, E., *Civil Society and Democratic Development, in:* GYIMAH-OADI, E. (ed.), *Democratic Reform in Africa: The Quality of Progress*, Lynne Rienner Publishers, Boulder, CO. 2004, p. 99-119.

GYORKEY, F., MELNICK, J., GYORKEY, P., *Human Immuno-deficiency Virus in Brain Biopsy of Patients with Aids and Progressive Encephalopathy*, in: *The Journal of Infectious Diseases* 155 (1987): 870-876.

HAHN *et alii*, *Molecular Cloning and Characterization of the HTLV-III Virus Associated with AIDS*, in: *Nature* 312 (1984): 166-169.

HANLEY, M. & DE IRALA, J., *Affirming Love, Avoiding AIDS. What Africa Can Teach the West*, The National Catholic Bioethics Center, Philadelphia, 2010.

HARDEN, V.A., *AIDS at 30: A History*, Potomac Books, Washington, DC, 2012.

HASSELTINE, W.A., *Replications and Pathogenesis of the Aids Virus*, in: *J. AIDS* 1 (1988): 217-240.

HATANO, H., VOGEL, S., YODER, C., *et alii*, *Pre-HAART HIV Burden Approximates Post-HAART Viral Levels Following Interruption of Therapy in Patients with Sustained Viral Suppression*, in: *AIDS* 14 (2000): 1357-1363.

HIRSCH, E., *VIH-Sida: éthique du soin, de la recherch*e et accès aux traitements, in: *Médecine sciences* 19, 6-7 (2003) : 753-760.

HOBBES, T., *Léviathan ou Matière, forme et puissance de l'État chrétien et civil*, (Traduction de Gérard Mairet), Gallimard, Paris, 2000.

HOOSHYAT, D. *et al.*, *Trends in perimortal conditions and mortality rates among HIV-infected patients*, in: *AIDS* 21, 15 (2007): 2093-2100.

ILIFFE, J., *The African AIDS Epidemic. A History*, Ohio University Press/James Curry/Double Storey, Athens/Oxford/Cape Town, 2006.

INNOCENT, E., *Trends and challenges toward integration of traditional medicine in formal health-care system: Historical perspectives and appraisal of education curricula in Sub-Sahara Africa*, in: *Journal of Intercultural Ethnopharmacology* 5 (2016): 312-316.

INTERNATIONAL AIDS – ECONOMICS NETWORK (ed.), July 2002.

IOZZIO, M.J., DOYLE ROCHE, M.M. & MIRANDA, E.M. (eds.), *Calling for Justice throughout the World: Catholic*

Women Theologians on the HIV/AIDS Pandemic, The Continuum International Publishing Group Inc./Continuum International Publishing Group Ltd, New York/London, 2008.

JACKSON, H. & KERKHOVEN, R., *Developing AIDS Care in Zimbabwe: A Case for Residential community Centres*, in: *AIDS Care* 7 (1995): 665.

JAIN, K.M., HOLTGRAVE, D.R., MAULSBY, C., KIM, J.J., ZULLIGER, R., MEREDITH MASSEY & VIGNETTA CHARLES, *Improving Access to HIV Care: Lessons from Five U.S. Sites*, Johns Hopkins University Press, Baltimore, 2016.

JEAN-PAUL II, *L'Église face au défi du sida*, son discours aux participants à la Conférence internationale organisée par le Conseil pontifical pour la pastorale des services de santé, le 15 novembre 1989, in: *Documentation catholique* n° 1998, 21 janvier 1990.

-, *Discours aux jeunes au stade de Kampala*, in: *Documentation catholique,* n° 2068, 21 mars 1993, p. 260-262.

JENNISKENS, F. *et alii*, *How Countries cope with competing demands and expectations: perspectives of different stakeholders on priority setting and resource allocation for health in the era of HIV and AIDS*, in: *BioMed Central Public Health* 12 (2012): 1071.

JOHNSTONE, B.V., *AIDS Prevention and the Lesser Evil*, in: *Studia Moralia* XXXIX, 1 (June 2001): 197-216.

KADDAR, M., BECHUN, *Mesure des coûts directs du sida dans les pays en développement*, Centre international de l'enfance, Agence nationale de recherche sur le sida, document de synthèse du séminaire sur les aspects économiques de l'infection à VIH et du sida dans les pays en développement, Paris, 1992, p. 55-64.

KAGAAYI, J. & SERWADD, D., *The History of the HIV/AIDS Epidemic in Africa*, Springer Science Business Media New York, 2016. Published online: 17 May 2016.

KAISHUSHA MUPENDWA, B.-P. & KADIMA NTOKAMUNDA, J.-L., *Niveau d'adhésion et problèmes inhérents chez des malades VIH/sida sous traitement ARV : cas de la clinique « MSF/Hollande » de Kadutu (République démocratique du Congo)*, in: *Cahiers Santé* 19, 4 (2009) : 205-215.

KANKI, P.J. & ESSEX, M.E., "Virology", *in:* MAYER, K. H. & PIZER, H.F. (eds.), *The AIDS Pandemic: Impact on Science and Society*, Elsevier Academic Press, Amsterdam/Boston/London/San Diego, 2005, p. 13-35.

KARIM, Q.A., *Address to International AIDS Conference* Bangkok, July 17 2004.

KEENAN, J.F., (ed.), *Catholic Ethicists on HIV/AIDS Prevention*, The Continuum International Publishing Group Inc./The Continuum International Publishing Ltd. New York/London, 2000.

KEFENI, H., DESTA, B., ZEWDIE, D., *HIV-1 Seroprevalence in Ethiopia – 5 Years Interval*, Ethiopia Armed Forces General Hospital, Addis Ababa (PoC 4017).

KELLY, K., *Aids and Ethics. An Overview*, in: *General Hospital Psychiatry* 9 (1987): 331-340.

KIPP, W. & MATUKALA NKOSI, T., *Factors Associated With the Self-Reported Health Status of Female Caregivers of*

AIDS Patients, in: *Western Journal of Nursing Research* 30, 1 (2008): 20-33.

KIRBY, D., BRENET, N.D., HARRIST, R. *et alii*, *The Impact of Condom Distribution in Seattle Schools on Sexual Behavior and Condom Use*, in: *American Journal of Public Health* 89 (February 1999): 182-187.

KLITZMAN, R., MELLINS, C.A., PHILBIN, M.M., ABRAMS, E.J. & REMIEN, R.H., *Ethical and Psychosocial Considerations in Informing HIV-Exposed Uninfected Children That They Were Exposed to HIV and Antiretroviral Medications in Utero*, in: *Public Health Ethics* (June 2016): e1-e7.

KLUCKHOHN, C., *Navaho Witchcraft*, Beacon Press, Boston, 1944.

KNIGHT, L., HOSEGOOD, V. & TIMAEUS, I.M., *Obligation to family during times of transition: care, support and the response to HIV and AIDS in rural South Africa*, AIDS Care, DOI: 10.1080/ 09540121.2 016.1195486.

KOESTLE, S., *Rural Livelihoods and Illness: Case-studies in Tanzania and Malawi*, in: *LADDER Working Paper Nº 19*, 2002.

KOLATA, G., *Influenza*, Simon & Schuster, New York 2000.

KWANGO AGOT, E., *Widow Inheritance and HIV/AIDS Interventions in Sub-Saharan Africa: Contesting Conceptualizations of "Risks" and "Spaces" of Vulnerability*, Ph.D. Dissertation, University of Washington, 2001.

LABBÉ, C., *Sida et assurances. Aspects médicaux, assurances de personnes, responsabilités, assurances de responsabilités*, Maison Larcier, Bruxelles, 1994.

LADDER, *Working Paper No. 19*, 2002.

LANTING, C.I., FIDLER, V., HUISMAN, M. *et alii*, *Neurological Differences Between 9-year-old Children Fed Breast Milk or Formula-Milk as Babies*, in: *Lancet* 344 (1994): 1319-1322.

LARGENT, E., *For love and money: the need to rethink benefits in HIV cure studies*, in: *Journal of Medical Ethics* 5 (2016): 1-4.

LAZARUS, J.V., SAFREED-HARMON, K., BARTON, S. E., COSTAGLIOLA, D., DEDES, N., DEL AMO VALERO, J., GATELL, J.M., BAPTISTA-LEITE, R., MENDÃO, L., PORTER, K., VELLA, S. & ROCKSTROH, J.K., *Beyond Viral Suppression of HIV – the New Quality of Life Frontier*, in: *BioMed Central Medicine* (2016) 14: 94.

LEROY, V. & DABIS, F., *Aspects épidémiologiques du sida pédiatrique en Afrique,* in: *Journal de pédiatrie et de puériculture* 4 (1995) : 205-207.

LEVINE, C., MICHAELS, D. & BACK, S., *Orphans of the HIV/AIDS Pandemic, in:* MANN, J. & TARANTOLA, D. (eds.), *AIDS in the World*, Oxford University Press, New York, 1996, p. 279-281.

LIGOURI, A., *Theologica Moralis*, Typographia Vaticana, Édition préparée par L. Di Gaude, Roma, 1905-1912.

LUCAS, A., MORLEY, R., COLE, T.J. *et alii*, *Breastmilk and Subsequent Intelligence Quotient in Children born Preterm*, in: *Lancet* 339 (1992): 261-264.

LY, A., *Du VIH/sida aux tumeurs malignes associées*, in: *Journal Africain du Cancer* 1 (2009) : 123-126.

MAINA, G., MILL, J., CHAW-KANT, J. & CAINE, V., *A systematic review of best practices in HIV care*, in: *Journal of HIV AIDS & Social Services* 15, 1 (March 22 2016): 114-126.

MANN, J., CHIN, J., PIOT, P. & QUINN, T., *Le sida dans le monde*, in: *Pour le monde* 134 (décembre 1988) : 56-65.

MANN, J. & TARANTOLA, D. (eds.), *AIDS in the World*, Oxford University Press, New York, 1996.

MANN, J.M., TARANTOLA, D.J.M. & NETTER, T.W. (eds.), *AIDS in the World*, Cambridge, Mass. 1992.

MAPPES, T.A. & DE GRAZIA, D., *Biomedical Ethics*, 5e Edition, McGraw-Hill, Boston, 2001.

MARX, J.L., *AIDS Virus Genomes*, in: *Science* 227 (1985): 503.

MASANJALA, W., *The Poverty-HIV/AIDS nexus in Africa: A Livelihood Approach*, in: *Social Science & Medicine* 64 (2007): 1032-1041.

MAYER, K.H. & PIZER, H.F. (eds.), *The AIDS Pandemic: Impact on Science and Society*, Elsevier Academic Press, Amsterdam/Boston/ London/San Diego, 2005.

MCCUTCHAN, F.E., *Understanding the Genetic Diversity of HIV-1*, in: *AIDS* 14 (2000 Supplement3): s32.

MEAD OVER, *Échec de la prévention : le poids croissant des droits engendrés par l'aide américaine au financement du traitement mondial contre le VIH/SIDA et la voie à suivre*, in: *Revue d'économie du développement* 1, 17 (2009) : 107-144.

METTI AMIRTHAM, *Women Confronting Stigma in Tamil Nadu, in:* IOZZIO, M.J., DOYLE ROCHE, M.M. & MIRANDA, E.M. (eds.), *Calling for Justice Throughout the*

World: Catholic Women Theologians on the HIV/AIDS Pandemic, The Continuum International Publishing Group Inc./The Continuum International Publishing Group Ltd, New York/London, 2008, p. 174-182.

MINARD, A., *Perception du sida et théories du complot dans la population afro-américaine. Commentaire*, in: *Sciences sociales et santé* 25, 4 (2007) : 115-122.

MONGEAU, P.A., *Another look at fear-arousing persuasive appeals, in:* ALLEN, M. & PREISS, R.W. (eds*.), Persuasion: advances through meta-analysi*s, Hampton Press Inc., Cresskill, NJ, 1998, p. 53-68.

MOODLEY, J. & MOODLEY, D., *Management of Human Immunodeficiency Virus Infection in Pregnancy*, in: *Best Practice and Research Clinical obstetrics and Gynaecology* 19, 2 (2005): 169-183.

MOTHSHEDISI SEBITLOANE, H., *HIV and Gynaecological Infections*, in: *Best Practice & Research Clinical Obstetrics and Gynaecology* 19, 2 (2005): 231-241.

MUESING, M.A., *et alii*, *Nucleic Acid Structure and Expression of the Human AIDS/Lymphadenopathy Retrovirus*, in: *Nature* 313 (1985): 450-458.

MULDER, D.W., *et alii*, *MRC/ODA/UVRI Programme: Annual Report 1993*, Entebbe, 1994.

MUTANGADURA, G., *The Socio-economic Impact of Adult Morbidity and Mortality on Households in Kafue District, Zambia*, Harare, 1999.

MWAGOMBA, B. *et al.*, *Mortality Reduction associated with HIV/AIDS care and antiretroviral treatment in rural Malawi:*

evidence from registers, coffin sales and funerals, in: *PLoS One* 5, 5 (2010): e10452.

NAHMIAS, A.J., WEISS, J., YAO, X. *et al.*, *Evidence for Human Infection with an HTLV III/LAV Like Virus in Central Africa, 1959*, in: *Lancet* 1 (1986): 1279-1280.

NATIONAL AIDS COUNCIL OF ZIMBABWE, *Funding. 2012.* Available:http://www.nac.org.zw/about/funding. Accessed: 25 January 2016.

NATIONAL AIDS Control Council. Kenya AIDS Strategic Framework 2014/2015 – 2018/2019. 2014. Available: http://www.nacc.or.ke/images /KASF_F_web. Compressed. pdf. Accessed: 25 January 2016.

NEW YORK TIMES, *"Social Marketing" of Condoms Helps Combat AIDS in Zaïre*, September 18, 1990, A6.

NGUYEN, VINH-KIM, *The Republic of Therapy: Triage and Sovereignty in West Africa's Time of AIDS*, Duke University Press, Durham/London, 2010.

NORMAN, J., VLAHOV, D. & MOSES, L.E. (eds.), *Preventing HIV Transmission: The Role of Sterile Needles and Bleach*, National Academy Press, Washington, D.C. 1995.

NOTERMANS, D.W., GOUDSMIT, J., DANNER, S.A., DEWOLF, F., PERELSON, A.S. & MITTLER, J., *Rate of HIV-1 Decline Following Antiretroviral Therapy is related to Viral Load at Baseline and Drug Regimen*, in: *AIDS* 12 (1998): 1483-1490.

NSUTEBU, E.F., WALLEY, J.D. *et alii*, *Scaling up HIV/AIDS and TB home-based Care: Lessons from Zambia*, in: *Health Policy and Planning* 16 (2001): 240.

OBRIEN, T.R., ROSENBERG, P.S., YELLIN, F. & GOEDERT, J.J., *Longitudinal HIV-1 RNA Levels in a Cohort of Homosexual Men*, in: *Journal of Acquired Immune Deficiency Syndromes* 18 (1998): 155-161.

OVERBERG, K.R. (ed.), *Aids, Ethics & Religion: Embracing a World of Suffering*, Orbis Books, Maryknoll, New York, 1994.

OWCZARZAK, J., PHILLIPS, S.D., FILIPPOVA, O., ALPATOVA, P., MAZHNAYA, A., ZUB, T. & ALEKSANYAN, R., *A "Common Factors" Approach to Developing Culturally Tailored HIV Prevention Interventions*, in: *Health Education & Behavior* 43, 3 (2016): 347-357.

PALUKU, SABUNI, L., *Dilemma with the Local Perception of Causes of Illnesses in Central Africa: Muted Concept but Prevalent in Everyday Life*, in: *Qualitative Health Research* 17, 9 (2007): 1280-1291.

PANTHER, L.A., TUCKER, L., XU, C., TUOMALA, R.E., MULLINS, J.L. & ANDERSON, D.J., *Genital Tract Human Immunodeficiency Virus Type 1 (HIV-1) Shedding and Inflammation and HIV-1 env Diversity in Perinatal HIV-1 Transmission*, in: *The Journal of Infectious Diseases* 181 (2000): 555-563.

PATTERSON, A.S., *The Politics of AIDS in Africa*, Lynne Rienner Publishers, Inc., Boulder, Colo./ London, UK, 2006.

PEETERS, C., TOURE-KANE & NKENGASONG, J.N., *Genetic Diversity of HIV in Africa: Impact on Diagnosis, Treatment, Vaccine Development and Trials*, in: *AIDS* 17 (2003): 2547-2560.

PERNET, O., SWATI SETH YADAV, DONG SUNG AN, *Stem Cell-based Therapies for HIV/AIDS*, in: *Advanced Drug Delivery Reviews* 103 (2016): 187-201.

PIEL, B., AZRIA, E., OURY, J.F., CARBILLON, L., MANDELBROT *et al.*, *Terminations of Pregnancy for Maternal Indications in the Paris Area: A Retrospective Multicenter Study in the Period Between the 2001 French Law on Termination of Pregnancy and the New Bioethics*, in: *Journal de gynécologie obstétrique et biologie de la reproduction* 42 (2013) : 342-350.

PIERRET, J., *Un défi mondial : Le sida*, in: *Problèmes politiques et sociaux* 625 (1990) : 1-64.

POIESZ, B.J., RUSCETTI, F.W., GAZDAR, A.F., BUNN, P.A., MINNA, J.D., GALLO, R.C., *Detection and Isolation of Type C retrovirus Particles from Fresh and Cultured Lymphocytes of a Patient with Cutaneous T-Cell Lymphoma*, in: *Proceedings of the National Academy of Sciences USA* 77 (1980): 7415-7419.

PRESSE CANADIENNE (La) de Montréal du 24 novembre 2011.

PUJADES RODRIGUEZ, M., HAYES, R., *Reducing HIV prevalence among young people: a review of the UNGASS prevalence goal and how it should be monitored.* Discussion paper commissioned by WHO. October, 2002.

QUATTEK, K., *The Impact of AIDS in South Africa, in:* SHELL, R., QUATTEK, K. *et alii*, *HIV/AIDS: A Threat to the African Renaissance?*, Johannesburg, 2000, p. 29.

QUINN, T.C., WAWER, M.J., SEWANKAMBO, N. *et alii*, *Viral Load and Heterosexual Transmission of Human Immunodeficiency Virus*, in: *The New England Journal of Medicine* 342 (2000): 921-929.

RATNER, L. *et alii*, *Complete Nucleotide Sequence of the AIDS Virus, HTLV-III*, in: *Nature* 313 (1985): 277-284.

RATNER, L., GALLO, R.C. & WONG-STAAL, F., *HTLV-III, LAV, ARV Are Variants of Same AIDS Virus*, in: *Nature* 313 (1985): 636-637.

REAMER, F.G. (ed.), *Aids & Ethics*, Columbia University Press, New York, 1991.

RENIERS, G. *et al.*, *Mortality trends in the era of antiretroviral therapy: evidence from the Network for Analyzing Longitudinal Population based HIV/AIDS data on Africa (ALPHA)*, in: *AIDS*. 2014; 28 Suppl. 4: S533-42.

RESCH, S., RYCKMAN, T., HECHT, R., Funding AIDS programmes in the era of shared responsibility: an analysis of domestic spending in 12 low-income and middle-income countries, in: *Lancet Glob Health*. 3 (2015): e52-61.Medline:25539970doi:10.1016/ S2214-109X(14)70342-0.

REVUE FRANCOPHONE DES LABORATOIRES 481 (avril 2016).

-, 487 (décembre 2016).

RIFAT ATUN, SACHIN SILVA, MTHULI NCUBE, ANNA VASSALL, *Innovative financing for HIV response in sub-Saharan Africa*, in: *Journal of Global Health* 6, 1 (2016): 1-10.

RÖDLACH, A., *Witches, Westerners, and HIV: AIDS & Cultures of Blame in Africa*, Left Coast Press, Inc., Walnut Creek, CA, 2006.

SACHS, J. & MALANEY, P., *The Economic and Social Burden of Malaria*, in: *Nature* 415 (7 February 2002): 680-685.

SALIM, S., ABDOOL KARIM, *The African Experience, in:* MAYER, K.H. & PIZER, H.F. (eds.), *The AIDS Pandemic: Impact on Science and Society*, Elsevier Academic Press, Amsterdam/Boston/London/San Diego, 2005, p. 350-373.

SAMUELSON, J., HARGREAVE, T., RIDZON, R. & FARLEY, T., *Innovative Methods of Male Circumcision for HIV Prevention – Getting the Right Evidence, in*: Journal of Acquired Immune Deficiency Syndromes 72 (2016): S5-S12.

SANCHEZ-PESCADOR, R. *et alii*, *Nucleotide Sequence and Expression of an AIDS-Associated Retrovirus (ARV-2)*, in: *Science* 227 (1985): 484-492.

SELLERS, D.E., MCGRAW, S.A. & MCKINLEY, J.B., *Does the Promotion and Distribution of Condoms Increase Teen Sexual Activity? Evidence from an HIV Prevention Program for Latino Youth*, in: *American Journal of Public Health* 84 (December 1994): 1952-1959.

SHELP, E.E. & SUNDERLAND, R.H., *AIDS and the Church: The Second Decade*, The Westminster Press/John Knox Press, Louisville, KY, 1992.

STILLWAGON, E., *HIV Transmission in Latin America: Comparison with Africa and Policy Implications*, in: *South African Journal of Economics* 68, 5 (2000): 985-1011.

STOVER, J., BOLLINGER, L., IZAZOLA, J.A., LOURES, L., DELAY, P., GHYS, P.D. *et al.*, *What Is Required to End the AIDS Epidemic as a Public Health Threat by 2030 ? The Cost and Impact of the Fast-Track Approach*, in: *PLoS ONE* 11, 5 (2016): e0154893.doi:10.1371/ journal.pone.0154893.

SMITH, S.T., DAWSON-ROSE, C., BLANCHARD, J., KOOLS, S., BUTLER, D., *"'I am Normal': Claiming Normalcy in Christian-Identified HIV-Infested Adolescent and Emerging Adult Males*", in: *Journal of the Association of Nurses in AIDS Care* 1 (2016): 1-14.

SPIEGEL du 18 août 2017.

THE OFFICE OF THE U.S. GLOBAL AIDS COORDINATOR AND HEALTH DIPLOMACY (OGAC), *The President's Emergency Plan for AIDS Relief: U.S. Five Year Global HIV/AIDS Strategy*, Office of the United States Global AIDS Coordinator, Washington, DC, 2004.

THE UNITED REPUBLIC OF TANZANIA, *Bill Supplement. N° 11. 2014*. Available: http://www.tanzania. go.tz/egov_uploads/documents/11–2014–2_sw.pdf. Accessed: 25 January 2016.

THOMAS D'AQUIN, *Scriptum super libros Sententiarum magistri Petri Lombardi, episcopi parisiensis*, de MANDONNET, P., Paris, 1929.

TONDA, J., *Le sida, maladie de Dieu, du diable et de la sorcellerie. Commentaire*, in: *Sciences sociales et santé* 25, 4 (décembre 2007) : 35-48.

UNAIDS, *The UNAIDS Report*, Geneva, 1999.

-, *Report on the Global HIV/AIDS Epidemic*, July 2002, Geneva, 2002.

-, *Report on the global AIDS Epidemic 2004*, Geneva, 2004.

-, *AIDS in Africa: three scenario to 2025*, Geneva, 2005.

-, *Report on the Global AIDS Epidemic 2006*, Geneva, 2006.

-, *What Countries need Investments for 2010 Targets*, Geneva, 2009.

-"-, *Report on the Global AIDS epidemic 2015*, Geneva, 2015.

-, *On the fast-track to an AIDS free generation ; the incredible journey of the global plan towards the elimination of new HIV infections among children by 2015 and keeping their mothers alive*, Geneva, 2016.

UNICEF's Statistical Update on Children, Adolescents and AIDS.

UNITED NATIONS DEVELOPMENT PROGRAM, *Human Development Report 2005: International Cooperation at a Crossroads – Air, Trade and Security in an Unequal World*, UNDP, New York 2005, http://hdr.undp.org /en/media/ HDR05_complete.pdf.

VALLIN, J. (éd.), *Populations africaines et sida*, Éditions La Découverte, Paris, 1994.

VAN DER VLIET, V., *The Ecology of South Africa's AIDS Epidemic*, in: *Pulse Track* (15th July 1999): 1-4.

VAN NIEKERK, A.A., *Moral and Social Complexities of AIDS in Africa, in:* VAN NIEKERK, A.A. & KOPELMAN, L.M. (eds.), *Ethics & AIDS in Africa*, Left Coast Press, Inc., Walnut Creek, CA 2005, p. 53-70.

VAN NIEKERK, A.A. & KOPELMAN, L.M. (eds.), *Ethics & AIDS in Africa*, Left Coast Press, Inc., Walnut Creek, CA, 2005.

VANSWEEVELT, T., *Le Sida et le droit. Une étude de droit de la responsabilité et de droit des assurances* (traduit du néerlandais par Hubert Bouquet et Paule De Clerck), Maklu Uitgevers/Bruylant, Antwerpen/Bruxelles, 1990.

VEENSTRA, N. & WHITESIDE, A., *Economic Impact of HIV*, in: *Best Practice & Research Clinical Obstetrics and Gynaecology* 19, 2 (2005): 197-210.

VERSPIEREN, P., *L'Église catholique face à l'épidémie de sida*, in: *Études* 406, 2 (2007) : 213-225.

VIERA DE LIMA, I.C., GIMENIZ GALVÃO, M.T., HERTA DE OLIVEIRA, TEIXEIRA LIMA, F.E., *Information and Communication Technologies for Adherence to Antiretroviral Treatment in Adults with HIV/AIDS*, in: *International Journal of Medical Informatics* 92 (2016): 54-61.

WHITESIDE, A., *Poverty and HIV/AIDS in Africa*, in: *Third World Quarterly* 23, 2 (2002): 313-332.

WHITESIDE, A., BARNETT, T., GEORGE, G. & VAN NIEKERK, A.A., *Through a Glass, Darkly: Data and Uncertainty in the AIDS* Debate, *in:* VAN NIEKERK, A.A. & KOPELMAN, L.M. (eds.), *Ethics & AIDS in Africa*, Left Coast Press, Inc., Walnut Creek, CA, 2005, p. 15-38.

www.queerme.com.aids.

WHO, *Global AIDS Epidemic shows no Signs of Abating; Epidemic Update*, WHO, Geneva, November 2003.

WORLD HEALTH ORGANIZATION, *Draft global health sector strategy on HIV, 2016-2021* [Draft 01.12.2015]. 2015. http://apps. who.int/gb/ebwha/pdf_files/WHA69/A69_31-en.pdf?ua=1. Accessed 25 April 2016.

WHO/UNAIDS, New *Data on Male Circumcision and HIV Prevention: Policy and Programme Implications*, World Health Organization and Joint United Nations Programme on HIV/AIDS, Genève, Suisse, 2007.

WITTE, K. & ALLEN, M., *A meta-analysis of fear appeals: Implications for effective public health campaigns*, in: *Health Education & Behavior* 27 (2000): 591-615.

WONG, J.K., XIGNACIO, C.C., TORRIANI, F., HAVLIR, D., FITCH, N.F.S. & RICHMAN, D.S., *In Vivo Compartmentalization of Human Immunodeficiency Virus: Evidence from the Examination of Pol Sequences from Autopsy Tissues*, in: *Journal of Virology* 71 (1997): 2059-2071.

WORLD BANK (THE), *Africa Technical Department*, Health and Nutrition Division, Technical Working Paper n° 1, 1992.

-"-, *Confronting AIDS*WORLD BANK, *AIDS Bulletin*, July 1994.

WORLD BANK ECONOMIC REVIEW 7, 2 (1993).

WORLD BANK RESEARCH OBSERVER 9, 2 (1994).

TABLE DES MATIÈRES

SANTÉ
AUX ÉDITIONS L'HARMATTAN

Dernières parutions

L'INTERRUPTION VOLONTAIRE DE GROSSESSE
La société gabonaise au miroir de la loi Veil
Jean-Emery Etoughe-Efe
Sous la direction de Gladys Esseng Aba'a et Jean-Emery Etoughé-Efé
La liberté devrait être au coeur de la démocratie et de l'État de droit. En même temps, elle ne peut être maintenue et garantie que par la vigilance et l'action des individus, notamment les femmes. Elles ne sauraient en être simples bénéficiaires, elles doivent non seulement l'exercer mais encore surveiller attentivement ses conditions d'exercice. L'Interruption Volontaire de Grossesse (IVG) mise en lumière dans cet ouvrage est révélatrice de cette caractérisation. L'approche genre qui s'intéresse aux rapports sociaux de sexes et aux pratiques sociales vient confirmer la prise en tenaille de l'IVG entre droit de la femme, éthique de la vie et prestation. Les contributions réunies ici rendent compte de cette réalité.
(232 p., 20 euros)
ISBN : 978-2-343-18229-2, EAN EBOOK : 9782140128738

L'HYGIÈNE EN MILIEU DE SOINS AU MALI
Entre représentations, normes et pratiques
Mamadou Diarafa Diallo
Les solutions techniques proposées par les programmes et projets de développement en vue d'améliorer les pratiques d'hygiène individuelle ou collective ne semblent pas toujours produire les comportements souhaités. La mise en oeuvre desdites solutions techniques proposées par les hygiénistes et d'autres acteurs se heurte à des obstacles économiques mais aussi et surtout à des barrières sociales. L'objectif de cette étude est de proposer des tentatives d'explication de cette dissonance cognitive, l'écart entre la norme formelle et la pratique quotidienne, à travers une approche socio-anthropologique.
(Coll. Études africaines, 182 p., 19 euros)
ISBN : 978-2-343-17977-3, EAN EBOOK : 9782140125522

LA MALADIE D'ALZHEIMER
Comprendre et communiquer avec le malade d'Alzheimer
Tiphaine Grain
Avec l'augmentation de l'espérence de vie et l'amélioration de la qualité des soins, de nouvelles pathologies ont fait leur apparition de manière fréquente dans la population. C'est le cas pour les pathologies neurodégénératives comme la démence de type Alzheimer. L'absence de traitement curatif et sa forte fréquence en font un problème de santé publique majeur dont l'abord médicamenteux seul ne suffit pas. La présence

des troubles du comportement inhérents à la pathologie est majorée par les difficultés du malade à exprimer ses émotions. Comment le malade peut-il comprendre et s'adapter à son environnement ? Quels sont les outils de communication dont il dispose pour s'exprimer notamment sur le plan émotionnel ? Comment l'entourage peut-il s'adapter pour faciliter la communication et réduire les troubles du comportement ? Cet ouvrage s'adresse tant aux familles qu'au personnel médical et paramédical. Il retrace le parcours du malade d'Alzheimer et de son entourage des premières interrogations au diagnostic puis à la prise en charge. Il propose un regard sur la compréhension du comportement des personnes touchées par cette pathologie et tente de fournir des clefs sur les comportements à avoir en face au malade.

(124 p., 14 euros)

ISBN : 978-2-343-17283-5, EAN EBOOK : 9782140117770

MON COMBAT CONTRE LA DRÉPANOCYTOSE
La grande oubliée
Saboura Dounia Kagne

Cet ouvrage décrypte les problèmes de santé que vivent beaucoup de familles de par le monde, du champ sociétal africain, mais surtout l'histoire d'une famille que l'auteur a choisie de retranscrire pour sensibiliser l'opinion publique. Au regard des problématiques liées à la drépanocytose, l'auteur s'interroge sur l'oubli de cette maladie génétique, héréditaire et très grave qui toucherait près de 120 millions de personnes dans le monde. Elle fait oeuvre de mémoire pour rappeler ce que la drépanocytose peut causer dans le quotidien des familles et donner une lueur d'espoir à ceux qui souffrent en silence.

(Coll. Harmattan Côte-d'Ivoire, 92 p., 12 euros)

ISBN : 978-2-343-16879-1, EAN EBOOK : 9782140117039

LA GOUVERNANCE DE LA SANTÉ AU SÉNÉGAL (TOME 2)
Aminata Niang Diene

Ce livre donne un éclairage sur les enjeux institutionnels et territoriaux des politiques de santé au Sénégal. Ce tome 2 propose une analyse des logiques et des pratiques dans l'allocation des ressources sanitaires. Il met aussi en exergue la question des liens entre aménagement sanitaire et développement territorial.

(Coll. Populations, 260 p., 29 euros)

ISBN : 978-2-343-16908-8, EAN EBOOK : 9782140115226

LA GOUVERNANCE DE LA SANTÉ AU SÉNÉGAL TOME 1
Aminata Niang Diene
Préface du Pr Cheikh Ba

Cet ouvrage est une importante contribution à l'analyse des mutations dans la gouvernance de la santé. Ce tome 1 est une mise en perspective historique et géopolitique de la santé au Sénégal. A la suite des considérations théoriques et méthodologiques, l'analyse est axée sur les dynamiques spatio-temporelles, en particulier sur l'offre, la morbidité et l'accès aux soins.

(Coll. Populations, 260 p., 29 euros)

ISBN : 978-2-343-16542-4, EAN EBOOK : 9782140115219

PALPITANT

Un parcours patient en cardiologie

Sophie Le Garrec

Hors série

En mai 2017, Sophie Le Garrec subit une opération du coeur avec quelques complications post-opératoires qui prolongeront son hospitalisation de plusieurs semaines. La chirurgie cardiaque est devenue banale et routinière, mais le coeur reste encore associé à un organe majeur et son dysfonctionnement à une gravité patente tant pour le malade que pour son entourage. C'est la narration de son parcours intra et extra-hospitalier durant une année que l'auteure a consignée à partir de nombreuses notes prises au vol des événements, tant médicaux que personnels

(Coll. Conception et dynamique des organisations, 198 p., 20,5 euros)

ISBN : 978-2-343-16775-6, EAN EBOOK : 9782140114564

LES ARTS DE GUÉRIR EN AFRIQUE, DE LA TRADITION À LA MÉDECINE CONVENTIONNELLE

Comprendre...

Jacques Barrier

La guérison en Afrique est plus qu'ailleurs reliée au monde de l'invisible. Cet ouvrage explore toutes les étapes du parcours d'un malade africain, les modes d'intervention du devin, du guérisseur, les outils thérapeutiques notamment les plantes médicinales et les charmes, alors que la médecine conventionnelle est réservée à une élite urbaine. Ces pratiques restent d'actualité, avec des conséquences sociales importantes.

(254 p., 26,5 euros)

ISBN : 978-2-343-16317-8, EAN EBOOK : 9782140113949

PALUDISME ET GRATUITÉ DES SOINS AU MALI

Issa Diallo

Préface de Yaouaga Félix Koné

Au Mali, les enfants constituent l'une des couches les plus vulnérables face au paludisme en dépit de l'existence de la politique de gratuité. Ce livre se propose d'analyser les raisons de la persistance et de l'ampleur du paludisme dans un contexte de gratuité. Pour ce faire, l'auteur interroge le fonctionnement de la gratuité en faisant une articulation entre les difficultés liées à sa mise en oeuvre, les pratiques et les perceptions des acteurs.

(Coll. Études africaines, 268 p., 28 euros)

ISBN : 978-2-343-16860-9, EAN EBOOK : 9782140113093

SE MOBILISER CONTRE LE SIDA EN AFRIQUE

Sous la santé globale, les luttes associatives

Sous la direction de Christophe Broqua - Préface de Jean-Pierre Dozon - Postface de Vinh-Kim Nguyen

Dans les pays du Nord, les mobilisations associatives ont marqué très tôt l'histoire du sida. Qu'en est-il en Afrique, le continent le plus touché par l'épidémie ? Bien que des associations spécialisées y existent depuis de nombreuses années, peu d'attention leur a été accordée. Cet ouvrage, le premier d'une telle ampleur sur les dynamiques associatives liées au sida en Afrique, témoigne de l'évolution des formes collectives d'organisation et de résistance face à l'épidémie sur ce continent.

(Coll. Anthropologies & Médecines, 378 p., 38 euros)

ISBN : 978-2-343-16352-9, EAN EBOOK : 9782140111259

LA MALNUTRITION DES ENFANTS DANS LES PAYS DU SAHEL ET DE LA CORNE DE L'AFRIQUE

Défis sociodémographiques et politiques (Burkina Faso, Niger, Sénégal, Ethiopie, Ghana)

Robert Ndamobissi

59 millions d'enfants en Afrique sont durement touchés par la malnutrition particulièrement ceux des pays du Sahel et la Corne de l'Afrique. Parmi les pays les plus touchés, les quatre pays analysés (le Burkina Faso, le Niger, le Sénégal et l'Ethiopie) sont fragilisés à des degrés variés, par un environnement climatique et géoécologique austère, une instabilité du régime politique, un faible développement économique et social ainsi qu'une gouvernance nutritionnelle déficiente causée par le déficit d'engagements politiques, législatifs et financiers réels et les faiblesses des capacités institutionnelles.

(Coll. Études africaines, 268 p., 28 euros)

ISBN : 978-2-343-16234-8, EAN EBOOK : 9782140107580

VIEILLIR AVEC LE VIH

Maks Banens (dir.)

Avec le développement de thérapies antirétrovirales plus efficaces et aux effets secondaires atténués, les conditions de vie de personnes atteintes par le VIH se sont radicalement améliorées. Les sept auteurs qui ont enquêté dans la région lyonnaise sur les conditions de vie de personnes atteintes en lien avec les effets de l'âge, se sont concentrés sur les aspects sociaux et psychiques de la question.

Editions L'Harmattan (Coll. Éditions Pepper, 214 p., 21,5 euros)

ISBN : 978-2-343-16075-7, EAN EBOOK : 9782140106491

LE CORPS POLYCHROME COULEURS ET SANTÉ

Antiquité, Moyen Âge, Époque moderne

Evelyne Samama

Sous la direction de Franck Collard et Évelyne Samama

Après avoir aimanté l'attention des médecins qui surinvestirent parfois sur elle dans les temps anciens, la "chromie" corporelle aux infinies variations ouvre aux chercheurs d'aujourd'hui un vaste champ de réflexion. Les contributions ici réunies en parcourent les principaux espaces, au moyen d'approches variées et complémentaires. Divisé en trois sections, le propos s'interroge sur les modes de signification de la couleur corporelle. Puis il explore les aspects pathologiques et physiologiques des maladies, des tempéraments ou des affects "colorants" ou "décolorants", ainsi que les raisonnements tenus pour expliquer ces manifestations chromatiques. Enfin est présenté en fin d'ouvrage l'imaginaire des couleurs corporelles.

(376 p., 39 euros)

ISBN : 978-2-343-15931-7, EAN EBOOK : 9782140105692

Structures éditoriales du groupe L'Harmattan

L'Harmattan Italie
Via degli Artisti, 15
10124 Torino
harmattan.italia@gmail.com

L'Harmattan Hongrie
Kossuth l. u. 14-16.
1053 Budapest
harmattan@harmattan.hu

L'Harmattan Sénégal
10 VDN en face Mermoz
BP 45034 Dakar-Fann
senharmattan@gmail.com

L'Harmattan Cameroun
TSINGA/FECAFOOT
BP 11486 Yaoundé
inkoukam@gmail.com

L'Harmattan Burkina Faso
Achille Somé – tengnule@hotmail.fr

L'Harmattan Guinée
Almamya, rue KA 028 OKB Agency
BP 3470 Conakry
harmattanguinee@yahoo.fr

L'Harmattan RDC
185, avenue Nyangwe
Commune de Lingwala – Kinshasa
matangilamusadila@yahoo.fr

L'Harmattan Congo
67, boulevard Denis-Sassou-N'Guesso
BP 2874 Brazzaville
harmattan.congo@yahoo.fr

L'Harmattan Mali
Sirakoro-Meguetana V31
Bamako
syllaka@yahoo.fr

L'Harmattan Togo
Djidjole – Lomé
Maison Amela
face EPP BATOME
ddamela@aol.com

L'Harmattan Côte d'Ivoire
Résidence Karl – Cité des Arts
Abidjan-Cocody
03 BP 1588 Abidjan
espace_harmattan.ci@hotmail.fr

L'Harmattan Algérie
22, rue Moulay-Mohamed
31000 Oran
info2@harmattan-algerie.com

L'Harmattan Maroc
5, rue Ferrane-Kouicha, Talaâ-Elkbira
Chrableyine, Fès-Médine
30000 Fès
harmattan.maroc@gmail.com

Nos librairies en France

Librairie internationale
16, rue des Écoles – 75005 Paris
librairie.internationale@harmattan.fr
01 40 46 79 11
www.librairieharmattan.com

Librairie l'Espace Harmattan
21 bis, rue des Écoles – 75005 Paris
librairie.espace@harmattan.fr
01 43 29 49 42

Lib. sciences humaines & histoire
21, rue des Écoles – 75005 Paris
librairie.sh@harmattan.fr
01 46 34 13 71
www.librairieharmattansh.com

Lib. Méditerranée & Moyen-Orient
7, rue des Carmes – 75005 Paris
librairie.mediterranee@harmattan.fr
01 43 29 71 15

Librairie Le Lucernaire
53, rue Notre-Dame-des-Champs – 75006 Paris
librairie@lucernaire.fr
01 42 22 67 13

www.ingramcontent.com/pod-product-compliance
Lightning Source LLC
LaVergne TN
LVHW011021061026
849535LV00006B/1995
* 9 7 8 2 3 4 3 1 6 5 9 3 6 *